WERKEN AAN KWALITEIT IN DE HUISARTSENPRAKTIJK

WERKEN AAN KWALITEIT IN DE HUISARTSENPRAKTIJK

INDICATOREN GEBASEERD OP DE NHG-STANDAARDEN

Onder redactie van:
Dr. J.C.C. Braspenning
Dr. L. Pijnenborg
Drs. C.J. in 't Veld
Prof. dr. R.P.T.M. Grol

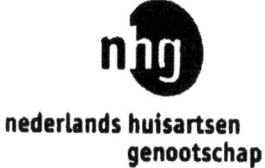

CENTRE FOR QUALITY OF CARE RESEARCH

Bohn Stafleu van Loghum
Houten 2005

© 2005 Bohn Stafleu van Loghum, Houten
Alle rechten voorbehouden. Niets uit deze uitgave mag worden verveelvoudigd, opgeslagen in een geautomatiseerd gegevensbestand of openbaar gemaakt, in enige vorm of op enige wijze, hetzij elektronisch, mechanisch, door fotokopieën, opnamen, of op enige andere manier, zonder voorafgaande schriftelijke toestemming van de uitgever.
Voorzover het maken van kopieën uit deze uitgave is toegestaan op grond van artikel 16b Auteurswet 1912 j° het Besluit van 20 juni 1974, Stb. 351, zoals gewijzigd bij Besluit van 23 augustus 1985, Stb. 471 en artikel 17 Auteurswet 1912, dient men de daarvoor wettelijk verschuldigde vergoedingen te voldoen aan de Stichting Reprorecht (Postbus 3060, 2130 KB Hoofddorp). Voor het overnemen van (een) gedeelte(n) uit deze uitgave in bloemlezingen, readers en andere compilatiewerken (artikel 16 Auteurswet 1912) dient men zich tot de uitgever te wenden.

ISBN 90 313 4624 1
NUR 871

Ontwerp omslag en binnenwerk: Peter Walvius BNO, Nijmegen

Eerste druk, 2005

Bohn Stafleu van Loghum
Het Spoor 2
Postbus 246
3990 GA Houten
www.bsl.nl

Distributeur in België:
Belgiëlei 147a
2018 Antwerpen
www.standaarduitgeverij.be

AUTEURS

M.J.P. VAN AVENDONK
Huisarts, junior-onderzoeker afdeling Kwaliteit van zorg (WOK), Universitair Medisch Centrum St. Radboud, Nijmegen

J.A.M. VAN BALEN
Huisarts, wetenschappelijk medewerker afdeling Richtlijnontwikkeling, Nederlands Huisartsen Genootschap, Utrecht

L.J. BOOMSMA
Huisarts, wetenschappelijk medewerker afdeling Richtlijnontwikkeling, Nederlands Huisartsen Genootschap, Utrecht

F.S. BOUKES
Huisarts, wetenschappelijk medewerker afdeling Richtlijnontwikkeling, Nederlands Huisartsen Genootschap, Utrecht

DR. M. BOUMA
Huisarts, wetenschappelijk medewerker afdeling Richtlijnontwikkeling, Nederlands Huisartsen Genootschap, Utrecht

DR. J.C.C. BRASPENNING
Senior-onderzoeker afdeling Kwaliteit van zorg (WOK), Universitair Medisch Centrum St. Radboud, Nijmegen

DR. R.F. DIJKSTRA
Huisarts, senior-onderzoeker afdeling Kwaliteit van zorg (WOK), Universitair Medisch Centrum St. Radboud, Nijmegen

W.H. EIZENGA
Huisarts, wetenschappelijk medewerker afdeling Richtlijnontwikkeling, Nederlands Huisartsen Genootschap, Utrecht

DR. A.N. GOUDSWAARD
Huisarts, hoofd afdeling Richtlijnontwikkeling, Nederlands Huisartsen Genootschap, Utrecht

PROF. DR. R.P.T.M. GROL
Hoogleraar Kwaliteit van zorg afdeling Kwaliteit van zorg (WOK), Universitair Medisch Centrum St. Radboud, Nijmegen

DR. B.G.M. KOLNAAR
Huisarts, wetenschappelijk medewerker afdeling Richtlijnontwikkeling, Nederlands Huisartsen Genootschap, Utrecht

M.G.H. LAURANT
Senior-onderzoeker afdeling Kwaliteit van zorg (WOK), Universitair Medisch Centrum St. Radboud, Nijmegen

J. VAN LIESHOUT
Huisarts, wetenschappelijk medewerker afdeling Richtlijnontwikkeling, Nederlands Huisartsen Genootschap, Utrecht

N.G.C.B. VAN LIN
Junior-onderzoeker afdeling Kwaliteit van zorg (WOK), Universitair Medisch Centrum St. Radboud, Nijmegen

DR. J.W.M. MURIS
Huisarts, onderzoeker Huisartsgeneeskunde (WOK), Universiteit Maastricht

DR. L. PIJNENBORG
Huisarts, senior wetenschappelijk medewerker afdeling Richtlijnontwikkeling, Nederlands Huisartsen Genootschap, Utrecht

B. VAN PINXTEREN
Huisarts, wetenschappelijk medewerker afdeling Richtlijnontwikkeling, Nederlands Huisartsen Genootschap, Utrecht

A.C.M. ROMEIJNDERS
Huisarts, wetenschappelijk medewerker afdeling Richtlijnontwikkeling, Nederlands Huisartsen Genootschap, Utrecht

DR. M.S. VAN ROOSMALEN
Epidemioloog, afdeling Kwaliteit van zorg (WOK), Universitair Medisch Centrum St. Radboud, Nijmegen

DR. H.J. SCHERS
Huisarts, onderzoeker afdeling Huisartsgeneeskunde (HAG), Universitair Medisch Centrum St. Radboud, Nijmegen

A.M. SCHIERE
Junior-onderzoeker afdeling Kwaliteit van zorg (WOK), Universitair Medisch Centrum St. Radboud, Nijmegen

T.H. SPIES
Huisarts, onderzoeker afdeling Kwaliteit van zorg (WOK), Universitair Medisch Centrum St. Radboud, Nijmegen

J.S. STARREVELD
Huisarts, wetenschappelijk medewerker afdeling Richtlijnontwikkeling, Nederlands Huisartsen Genootschap, Utrecht

M.A.J.B. TACKEN
Junior-onderzoeker afdeling Kwaliteit van zorg (WOK), Universitair Medisch Centrum St. Radboud, Nijmegen

DR. B.P.A. THOONEN
Huisarts, afdeling Huisartsenopleiding (VOHA), Universitair Medisch Centrum St. Radboud, Nijmegen

C.J. IN 'T VELD
Huisarts, hoofd afdeling Implementatie, Nederlands Huisartsen Genootschap, Utrecht

G.M. VAN DER WEELE
Huisarts, wetenschappelijk medewerker afdeling Richtlijnontwikkeling, Nederlands Huisartsen Genootschap, Utrecht

H. WITMER
Huisarts, senior wetenschappelijk medewerker afdeling Implementatie, Nederlands Huisartsen Genootschap, Utrecht

R.J. WOLTERS
Huisarts, junior-onderzoeker afdeling Kwaliteit van zorg (WOK), Universitair Medisch Centrum St. Radboud, Nijmegen

VOORWOORD

Het Nederlands Huisartsen Genootschap (NHG) wil de wetenschappelijk onderbouwde uitoefening van de huisartsgeneeskunde *in de praktijk* bevorderen en ondersteunen. Het NHG trekt hierbij samen op met het 'Centre for Quality of Care Research' (WOK).

Richtlijnen maken – onontbeerlijk voor de inhoudelijke ontwikkeling van het vak – gaat hand in hand met allerlei strategieën om huisartsen en waar nodig anderen die werkzaam zijn in een huisartsenpraktijk, te ondersteunen om volgens die richtlijnen te werken. Voor dit kwaliteitsbeleid is het tevens belangrijk om het effect te kunnen meten en om dat zorgvuldig te doen zijn goede indicatoren nodig.

Dat laatste is gemakkelijker gezegd dan gedaan. Het meten de kwaliteit van de geleverde zorg kan bijvoorbeeld verschillende, zowel in- als externe, doelen dienen. Indicatoren kunnen bijvoorbeeld gebruikt worden voor interne kwaliteitsverbetering in de praktijk of van de beroepsgroep van huisartsen. Daarnaast kunnen indicatoren gebruikt worden voor de externe verantwoording die van de huisartsgeneeskunde gevraagd wordt van aard, kwaliteit en kwantiteit van geleverde zorg. Het blijkt in praktijk niet altijd eenvoudig grip te krijgen op de geldigheid en reikwijdte van de benodigde indicatoren en die op passende wijze te valideren. Temeer daar de bruikbaarheid van indicatoren alleen tot haar recht komt als óók recht is gedaan aan de specifieke context waarin huisartsgeneeskundige zorg geboden wordt.

Al deze hindernissen hebben het NHG en de WOK er niet van weerhouden een traditie op te bouwen van samenwerking, wetenschappelijk onderzoek en gezamenlijke activiteiten op het gebied van de bevordering van het kwaliteitsbeleid. Dit heeft onder andere geleid tot instrumenten als het Visitatie Instrument Praktijkvoering (VIP) en recentelijk het Visitatie Instrument Accreditering (VIA). Het VIA wordt toegepast bij de NHG-Praktijkaccreditering®. De vraag naar valide en toepasbare indicatoren is door deze ontwikkeling erg actueel. Hoewel er nog allerlei vragen op beantwoording wachten, en zich natuurlijk steeds nieuwe inzichten voordoen is goede vooruitgang bij de indicatorenontwikkeling geboekt. In dit boek kunt u zich op de hoogte stellen van de huidige stand van zaken en van de indicatorenontwikkeling op het gebied van het medisch handelen. NHG-richtlijnen vormden het uitgangspunt voor de indicatoren.

Dit boek is bedoeld voor huisartsen en huisartsenpraktijken die gedegen onderbouwd kwaliteitsbeleid-op-maat willen uitvoeren dat goed aansluit bij de specifieke eigenschappen van de eigen praktijk. Het boek sluit daarnaast goed aan bij de NHG-Praktijkaccreditering® die in 2005 geïntroduceerd is. Op termijn zou het NHG verder willen gaan op de ingeslagen weg om alle NHG-richtlijnen van een set indicatoren te voorzien. Dit boek is een belangrijke stap in die richting.

Kees in 't Veld, huisarts
Hoofd NHG-Afdeling Implementatie

Richard Grol, hoogleraar Kwaliteit van zorg
Centre for Quality of Care Research (WOK)

INHOUD

Auteurs v

Voorwoord ix

1 **Evalueren van de kwaliteit van zorg in de huisartsenpraktijk** 1
  R.P.T.M. Grol, J.C.C. Braspenning, C.J. in 't Veld
  Kernboodschappen 1
1.1 Het belang van systematische kwaliteitsverbetering 2
1.2 Evaluatie van kwaliteit van zorg 3
1.3 Indicatoren 4
1.4 Welke aspecten van de huisartsenzorg lenen zich voor evaluatie? 6
1.5 Hoe kunnen gegevens over de zorg worden verzameld? 7
1.6 Meten en verbeteren 8
1.7 Doel en inhoud van dit boek 8
  Referenties 9

2 **Ontwikkelen van kwaliteitsindicatoren** 10
  J.C.C. Braspenning, L. Pijnenborg, R.P.T.M. Grol
  Kernboodschappen 10
2.1 Basisset van indicatoren 11
2.2 Tweede Nationale Studie 13
2.3 Huidige selectie van indicatoren 14
  Referenties 15
  Appendix: De 61 NHG-Standaarden, waaruit 139 indicatoren zijn gemaakt 20

3 **Toepassen van kwaliteitsindicatoren** 21
  L. Pijnenborg, M. Bouma, J.C.C. Braspenning, H. Witmer
  Kernboodschappen 21
3.1 De keuze van onderwerpen 21
3.2 Meten 23
3.3 Toetsen 24
3.4 Verbeteren 28
3.5 Evalueren 28
3.6 Beperkingen en mogelijkheden 29
  Referenties 29

4		**Diabetes mellitus** 31
		R.F. Dijkstra, M.J.P. van Avendonk, M. Bouma
	4.1	Prevalentie 31
	4.2	Controle 32
	4.3	Uitkomsten 35
		Referenties 37

5		**Risicomanagement hart- en vaatziekten** 38
		M.S. van Roosmalen, M. Bouma
	5.1	Prevalentie hoogrisicopatiënten 38
	5.2	Cardiovasculair risicoprofiel 40
	5.3	Niet-medicamenteuze behandeling 41
	5.4	Medicamenteuze behandeling 41
	5.5	Uitkomsten 44
	5.6	Nieuwe ontwikkelingen 46
		Referenties 46

6		**Hartfalen** 48
		M.S. van Roosmalen, J. van Lieshout
	6.1	Prevalentie 48
	6.2	Diagnostiek 49
	6.3	Medicamenteuze behandeling 49
	6.4	Controle 50
		Referenties 50

7		**Astma en COPD** 51
		B.P.A. Thoonen, B.G.M. Kolnaar
	7.1	Astma bij kinderen 51
	7.2	Astma en COPD bij volwassenen: diagnostiek 55
	7.3	Astma bij volwassenen: behandeling 57
	7.4	COPD: behandeling 59
		Referenties 61

8		**Preventieve taken: influenzavaccinatie en bevolkingsonderzoek baarmoederhalskanker** 62
		M.A.J.B. Tacken, L.J. Boomsma
	8.1	Influenzavaccinatie 62
	8.2	Het bevolkingsonderzoek naar baarmoederhalskanker 65
		Referenties 67

9		**Het gericht voorschrijven van antibiotica** 69
		J.C.C. Braspenning, A.M. Schiere, J.A.M. van Balen
	9.1	Otitis media acuta 69
	9.2	Acute keelpijn 70

9.3	Kinderen met koorts	71
9.4	Sinusitis	72
9.5	Bacteriële huidinfecties	73
9.6	Urineweginfectie	74
9.7	Acuut hoesten	76
9.8	Samenhangend antibioticabeleid	77
	Referenties	78

10 Diagnostiek en behandeling van maagklachten 80
B. van Pinxteren, J.W.M. Muris
- 10.1 Diagnostiek 81
- 10.2 Behandeling 82
- Referenties 85

11 Geestelijke gezondheidszorg 86
N.G.C.B. van Lin, M.G.H. Laurant, L. Pijnenborg
- 11.1 Depressie 86
- 11.2 Angststoornissen 89
- 11.3 Dementie 91
- 11.4 Problematisch alcoholgebruik 93
- 11.5 Chronisch slaapmiddelengebruik 93
- 11.6 Het gesprek 94
- Referenties 95

12 Bewegingsapparaat 96
H.J. Schers, A.C.M. Romeijnders
- 12.1 Enkeldistorsie 96
- 12.2 Schouderklachten 98
- 12.3 Epicondylitis 100
- 12.4 Aspecifieke lage rugpijnklachten 102
- 12.5 Niet-traumatische knieproblemen bij kinderen en adolescenten 103
- 12.6 Niet-traumatische knieproblemen bij volwassenen 104
- 12.7 Traumatische knieproblemen 105
- 12.8 Osteoporose 106
- Referenties 108

13 Gynaecologie en obstetrie 110
M.S. van Roosmalen, F.S. Boukes
- 13.1 Vaginaal bloedverlies 110
- 13.2 Subfertiliteit 111
- 13.3 Zwangerschap en kraamperiode 112
- 13.4 Miskraam 113
- Referenties 114

14	**Seksueel overdraagbare aandoeningen** 115
	M.S. van Roosmalen, J. van Lieshout
14.1	Herpes genitalis 116
14.2	Fluor vaginalis 117
	Referenties 118

15	**Urologische aandoeningen** 119
	R.J. Wolters, J.S. Starreveld
15.1	Bemoeilijkte mictie bij oudere mannen 119
15.2	Incontinentie voor urine 122
15.3	Urineweginfecties 123
15.4	Urinesteenlijden 124
15.5	Enuresis nocturna 126
	Referenties 127

16	**Huidaandoeningen** 129
	M.S. van Roosmalen, W.H. Eizenga
16.1	Acne vulgaris 129
16.2	Dermatomycosen 130
16.3	Constitutioneel eczeem 130
16.4	Ulcus cruris venosum 132
16.5	Psoriasis 133
16.6	Bacteriële huidinfecties 134
	Referenties 135

17	**Oogaandoeningen** 136
	T.H. Spies, G.M. van der Weele
17.1	Oogheelkundige diagnostiek, in het bijzonder van refractieafwijkingen 136
17.2	Het rode oog, infectueuze conjunctivitis en allergische conjunctivitis 137
17.3	De uitzondering op de regel 137
	Referenties 138

18	**Ooraandoeningen** 139
	T.H. Spies, A.N. Goudswaard
18.1	Otitis media acuta 139
18.2	Otitis media met effusie (OME) bij kinderen 140
18.3	Otitis externa 141
18.4	Slechthorendheid 141
	Referenties 142

Register 143

Hoofdstuk 1

EVALUEREN VAN DE KWALITEIT VAN ZORG IN DE HUISARTSENPRAKTIJK

R.P.T.M. Grol, J.C.C. Braspenning en C.J. in 't Veld

KERNBOODSCHAPPEN

- Er is behoefte aan kwaliteitssystemen: geïntegreerde en goed geplande activiteiten en maatregelen op verschillende niveaus binnen de gezondheidszorg, gericht op een continue toetsing en verbetering van de kwaliteit van de patiëntenzorg.
- Een cruciaal onderdeel van elk evaluatiesysteem vormen de kwaliteitsindicatoren.
- Het medisch handelen kan geëvalueerd worden met behulp van de NHG-Standaarden, waarbij de essentiële gegevens uit het medisch dossier worden gehaald.
- Het is de kunst om een juiste balans te vinden tussen autonomie en zelfregulatie aan de ene kant en voldoende verantwoording naar buiten afleggen aan de andere kant.
- De indicatoren die in dit boek zijn beschreven, zijn vooral bedoeld voor interne kwaliteitscontrole, dus voor kwaliteitsprojecten in de huisartsenpraktijk.
- Dit boek gaat over een set van indicatoren voor het medisch handelen. Daarnaast wordt kwaliteit van zorg in de huisartsenpraktijk nog door vele andere aspecten bepaald.

Artsen zijn altijd zelf verantwoordelijk geweest voor de kwaliteit van hun eigen (klinisch) handelen. Zij hebben die verantwoordelijkheid ook genomen; echter tot nu toe is dit grotendeels impliciet gebleven. Bij het afronden van de (specialistische) opleiding krijgt de arts de bevoegdheid te praktiseren; voor het behouden van de registratie is het volgen van geaccrediteerde na- en bijscholing voldoende. Dit bood de samenleving vertrouwen in de kwaliteit van de geboden zorg. Het sprak vanzelf dat artsen voldoende competent waren en dat ze handelden in het belang van de gemeenschap en vooral van individuele patiënten. In de vanzelfsprekendheid van dit vertrouwen is de laatste tijd om meerdere redenen snel verandering gekomen. Zo blijkt de zorgverlening op verschillende plaatsen sterk te variëren, trekken berichten over fouten en misstanden sterk de aandacht, zijn veel patiënten beter geïnformeerd, mondiger en wellicht veeleisender, en bestaat in het algemeen de wens in de samenleving dat gezagsdragers en andere publieke figuren verantwoording naar buiten afleggen. Vertrouwen moet in toenemende mate worden verdiend door te laten zien wat men doet en vooral dat men het goed doet. Dit heeft binnen de gezondheidszorg geleid tot een intensieve ontwikkeling van methoden, procedures en indicatoren voor het beoordelen en kritisch evalueren van de patiëntenzorg. Kwaliteits- en prestatie-indicatoren op allerlei gebieden van de zorg worden geïntroduceerd, evenals toetsings-, visitatie- en accreditatieprocedures. Er is een toenemen-

de druk vanuit de overheid, de inspectie voor de gezondheidszorg, de zorgverzekeraars en de patiënten- en cliëntenorganisaties op zorgverleners om de kwaliteit van de zorg zichtbaar en vergelijkbaar te maken.
Een en ander geldt ook voor de huisartsenzorg. Instrumenten om de zorg te toetsen zijn al langer beschikbaar (bijvoorbeeld de VIP, Visitatie Instrument Praktijkvoering[1]) maar de laatste tijd is de behoefte aan valide en betrouwbare kwaliteitsindicatoren, ook voor het klinisch handelen, groter geworden. Dit boek is hiervan een neerslag. Uiteraard spelen aanbevelingen uit de richtlijnen van het Nederlands Huisartsen Genootschap (NHG-Standaarden) een centrale rol in de in dit boek gepresenteerde indicatoren. Alvorens het ontwikkelingsproces te schetsen en de indicatoren zelf te presenteren, wordt in dit hoofdstuk de context van kwaliteitstoetsing en de rol van indicatoren daarin beschreven: waar past dit in de ontwikkeling van kwaliteitszorg in de geneeskunde?

1.1 Het belang van systematische kwaliteitsverbetering

Het ontvangen van goede gezondheidszorg is vastgelegd als een fundamenteel recht van iedere burger.[2] Naast een goede toegang tot de zorg betekent dat effectieve zorg volgens de laatste wetenschappelijke inzichten, een efficiënt georganiseerde zorg, op de patiënt gerichte zorgprocessen en, vooral, zorg afgestemd op de behoeften van individuen en groepen in de samenleving, ongeacht hun achtergrond. Lang heeft men, zoals gezegd, gedacht dat een goede opleiding in de geneeskunde een voldoende garantie vormde voor een optimale patiëntenzorg. Uit allerlei studies komt echter naar voren dat veel patiënten niet de zorg krijgen die ze zouden moeten hebben; een deel van de patiënten krijgt onnodige of zelfs schadelijke zorg.[3] Het deelnemen aan toetsing of na- en bijscholing op ad-hocbasis blijkt onvoldoende om veranderingen in gang te zetten die de zorg verbeteren. Systematische en continue verbetering van de kwaliteit en intensieve activiteiten op dit gebied door zorgverleners, beleidsmakers, verzekeraars, enzovoort, zijn nodig om een en ander voor elkaar te krijgen. Er is behoefte aan 'kwaliteitssystemen': geïntegreerde en goed geplande activiteiten en maatregelen op verschillende niveaus binnen de gezondheidszorg, gericht op een continue toetsing en verbetering van de kwaliteit van de patiëntenzorg.[2] In Nederland zijn de juridische kaders vastgelegd in de Kwaliteitswet Zorginstellingen en de wet BIG.

Een kwaliteitssysteem omvat diverse, onderling samenhangende activiteiten[4]:
– selectie van prioriteiten: aspecten van de zorg waar potentieel verbetering nodig en mogelijk is;
– het formuleren en vaststellen van de gewenste zorg, in de vorm van

richtlijnen, protocollen, doelen voor verbetering, het identificeren van 'best practices';
- beoordeling van de feitelijke zorg aan de hand van indicatoren, het benoemen van criteria, dataverzameling, het ontwerpen van instrumenten, procedures, enzovoort;
- verbetering van de zorg waar nodig, door middel van goed voorbereide plannen en programma's voor verandering;
- het evalueren of het gelukt is de zorg te verbeteren, het waar nodig aanpassen van het programma en het onderhouden van het bereikte niveau.

Kwaliteitsverbetering is zo dus een cyclisch proces van continue toetsing en verbetering van de zorg, waarbij zowel structuuraspecten (organisatie van zorgprocessen, beschikbare staf, veiligheid, uitrusting, middelen, enz.), het proces van zorgverlening (klinisch handelen, communicatie met patiënten, informatie, enz.) als de uitkomsten van zorg bij patiënten (gezondheid, kwaliteit van leven, satisfactie, compliance, en dergelijke) moeten worden beoordeeld en waar nodig verbeterd. Dit is niet eenvoudig. Het vraagt consistent en helder beleid van overheid, verzekeraars, professionals, managers, onderzoekers en anderen. Patiëntenorganisaties dienen hierbij betrokken te zijn.

1.2 Evaluatie van kwaliteit van zorg

Een van de cruciale stappen in een kwaliteitssysteem is de periodieke of continue evaluatie of monitoring van de feitelijk geboden zorg. Gegevens over het feitelijke handelen zijn zowel nodig om de behoeften aan zorg in kaart te brengen als om de samenleving te tonen dat de zorg van voldoende kwaliteit is. In feite is deze evaluatie dus nodig met het oog op twee (soms conflicterende) doelen:
- *Interne evaluatie*: dit betreft het verzamelen van data die de zorgverleners zelf kunnen helpen lacunes in het handelen te ontdekken, doelen voor verbetering te formuleren en later na te gaan of er verandering is bereikt. Hierbij geldt het gezegde 'every defect is a treasure', een gelegenheid voor medewerkers in de huisartsenpraktijk om gerichte verbeteringen te bereiken. Naast de interne motivatie om de patiëntenzorg op een kwalitatief hoog niveau te brengen, speelt de vraag van buitenaf om de praktijkvoering transparant, doorzichtig te maken een rol.
- *Externe evaluatie*: dit betreft een evaluatie van de gegevens door anderen, in sommige gevallen niet-zorgverleners, met het oog op het bewaken van de kwaliteit van de geleverde zorg en tevens om aan burgers de mogelijkheid te bieden te kiezen voor de beste of de meest bij hen passende zorg. Daarnaast hebben overheid, inspectie, ziektekostenverzekeraars en patiënten/consumenten behoefte aan meer inzicht in het feite-

lijk handelen, om zo in staat te zijn zorgverleners te vergelijken ten opzichte van een bepaalde standaard ('benchmarking').

Er bestaat een zekere spanning tussen deze twee benaderingen van toetsing en evaluatie, beide hebben specifieke voor- en nadelen. Het eenvoudigst zou zijn als men kon vertrouwen op de verantwoordelijkheid en het zelfherstellende vermogen van zorgverleners. Dat is minder duur en complex dan het opzetten van evaluatiesystemen en procedures. Immers, het verzamelen van gegevens voor externe evaluatie kost vaak veel tijd en inspanning en is bovendien kostbaar, terwijl de gegevens in veel gevallen (nog) onvoldoende valide en betrouwbaar zijn en hooguit als signalen voor mogelijke problemen kunnen worden gebruikt. Bovendien kan het openbaar maken van gegevens en het vergelijken van zorgverleners ongewenste consequenties hebben, zoals een focus op wat wordt gemeten en het verwaarlozen van andere, niet minder waardevolle aspecten van de zorg, manipulatie van de data. Ten slotte kan het leiden tot een verlies van betrokkenheid en enthousiasme aan de kant van professionals die graag hun autonomie willen behouden en opzien tegen bureaucratische procedures.

Een systeem louter gebaseerd op vertrouwen is in deze tijd echter moeilijk vol te houden, onder meer vanwege het toegenomen inzicht in het bestaan van verschillen in geboden kwaliteit en de gebleken incompetentie bij sommige zorgverleners. De samenleving accepteert niet langer een geneeskunde die niet open is over de prestaties van haar beoefenaars. De kunst is dus de juiste balans te vinden tussen autonomie en zelfregulatie aan de ene kant en voldoende verantwoording naar buiten afleggen aan de andere kant (gecontroleerde zelfregulatie). Ideaal zou een situatie zijn waarin kwaliteitstoetsing en verantwoording afleggen niet meer totstandkomen door druk van buitenaf, maar door zorgverleners ervaren worden als een normaal onderdeel van het werk en de professionele identiteit. Dit geldt uiteraard ook voor de huisarts en de huisartsenpraktijk.

1.3 Indicatoren

Een cruciaal onderdeel van elk evaluatiesysteem vormen de 'kwaliteitsindicatoren': 'meetbare elementen van het handelen waarvoor bewijs of waarover consensus bestaat dat ze gebruikt kunnen worden om de kwaliteit van zorg en veranderingen daarin te meten'.[5] Indicatoren geven niet een definitief antwoord op de vraag hoe goed de kwaliteit is; ze belichten echter de gebieden van het handelen waar mogelijke problemen zijn en die verder in detail bekeken zouden moeten worden.[6] Ze verschillen van richtlijnen (globale uitspraken over gewenste zorg ten behoeve van besluitvorming door arts en patiënt) en 'standards' (concrete doelen en omschrijvingen van minimaal benodigde of te realiseren zorg). In box 1.1 en 1.2 wordt dit nader toegelicht.

Box 1.1 *Definities van richtlijn, indicator en standaard*

> **Richtlijn**
> Vrouwen in de leeftijd van 30 tot 60 jaar uit de doelgroep van het bevolkingsonderzoek baarmoederhalskanker moeten eens in de vijf jaar in de huisartsenpraktijk worden uitgenodigd voor cervixscreening.
>
> **Indicator**
> Het percentage vrouwen uit de doelgroep bij wie een cervixuitstrijk is verricht gedurende de aanbevolen periode.
>
> **Standaard**
> Een expliciete standaard kan zijn dat de cervixuitstrijk in ieder geval bij 80% van de doelgroep is uitgevoerd.

Box 1.2 *Voorbeeld van een richtlijn, indicator en standaard*

> **Richtlijn**
> Aanbevelingen ter ondersteuning van beslissingen in specifiek klinische omstandigheden met het oogmerk om 'het juiste te doen' of 'het niet-juiste te laten'.
>
> **Indicator**
> Een breuk van de optelling van de gewenste beslissingen (teller) en het aantal genomen beslissingen (noemer) in een bepaalde periode binnen een aantal praktijken c.q. afdelingen. Een indicator wordt meestal in een percentage uitgedrukt en kan minimaal 0% en maximaal 100% zijn.
>
> **Standaard**
> Het bereikte wordt gemeten met de indicator en kan worden afgezet tegen een expliciete standaard.

Indicatoren moeten aan bepaalde eisen voldoen opdat ze bruikbaar zijn en serieus genomen kunnen worden:
- *valide:* de indicator vormt een accurate afspiegeling van datgene wat men wil meten, en is onderbouwd door wetenschappelijke bevindingen of gebaseerd op consensus;
- *betrouwbaar en reproduceerbaar:* bij dezelfde methode van ontwikkeling moeten dezelfde indicatoren gevonden worden;
- *uitvoerbaar:* accurate data voor de indicator moeten beschikbaar zijn;
- *acceptabel:* de indicator moet aanvaardbaar zijn voor degenen die ermee beoordeeld gaan worden; ze moeten onomstreden zijn binnen de doelgroep;
- *gevoelig voor verandering:* het handelen waarop de indicator betrekking heeft, is te veranderen en de veranderingen kunnen gedetecteerd worden met de indicator.

Veel van de discussie in de huidige literatuur en veel van de weerstanden tegen indicatoren hebben te maken met het feit dat indicatoren vaak onvoldoende zorgvuldig zijn opgesteld en getest en niet of onvoldoende tegemoetkomen aan de bovengenoemde eisen. De ontwikkeling van indicatoren gebeurt dus bij voorkeur in een zorgvuldige procedure. Onomstreden wetenschappelijk bewijs voor optimale zorg is lang niet altijd aanwezig, zodat men ook vaak is aangewezen op consensusprocedures en de opinies van deskundigen. Het luistert nauw dat zulke procedures op een gedegen wijze worden ingericht. Globaal kan men kiezen uit drie procedures:

- *Delphi procedure.* Dit is een anonieme procedure, waarin de leden van een zorgvuldig samengesteld deskundig panel vragenlijsten invullen, feedback krijgen over de uitkomsten daarvan, en opnieuw vragen beantwoorden. De deelnemers hebben dus geen contact met elkaar.
- RAND-*Modified Delphi procedure.* Deze procedure begint met een systematische literatuuranalyse; de uitkomsten worden verwerkt in stellingen die door een panel van deskundigen schriftelijk worden beoordeeld en van een score voorzien voor wat betreft de geschiktheid voor toetsing. Tijdens een bijeenkomst worden de uitkomsten uitgewisseld en worden problemen besproken. Hierna scoort men nog een keer.
- *Indicatoren ontleend aan (evidence-based) richtlijnen.* In een stapsgewijze procedure worden indicatoren ontleend aan richtlijnen en nader gevalideerd. Deze procedure is gebruikt voor het ontwikkelen van indicatoren voor het klinisch handelen van huisartsen en wordt in Hoofdstuk 2 toegelicht.

1.4 Welke aspecten van de huisartsenzorg lenen zich voor evaluatie?

Om kwaliteit van zorg te kunnen evalueren, moeten we duidelijk hebben welke kenmerken van de zorg te maken hebben met de kwaliteit. Als we aan mensen vragen om elementen te benoemen van de kwaliteit van zorg, dan kunnen de antwoorden sterk verschillen. Voor de ene persoon zal kwaliteit vooral te maken hebben met goede uitleg en het geven van een advies dat aansluit bij de mogelijkheden van de patiënt, terwijl voor een ander de toegankelijkheid van de zorgverlener veel belangrijker is. Naast individuele verschillen blijkt ook dat diverse betrokkenen ieder een ander accent leggen. De zorgverlener denkt bij kwaliteit van zorg meestal aan de eigen beroepsstandaard, de gezondheidsuitkomsten, maar ook aan efficiency rondom de praktijkvoering. De patiënt zal kwaliteit vooral definiëren op basis van bejegening, toegankelijkheid van de zorg, goede communicatieve vaardigheden en soms ook goed klinisch handelen. Zorgverzekeraars c.q. beleidsmakers leggen bij kwaliteit van zorg meestal veel nadruk op onder meer patiënttevredenheid, toegankelijkheid, veiligheid van zorg en het in de hand houden van de kosten. Alle betrokkenen streven naar een goede kwaliteit van zorg, maar geven vanuit hun perspectief een andere invulling aan dit begrip.

Een eerste stap bij het evalueren van kwaliteit van zorg is dus het bepalen welke aspecten van de zorg geëvalueerd gaan worden. Hierbij kan men gebruikmaken van de indeling van Donabedian in structuur-, proces- en uitkomstkenmerken.[7] In dit boek wordt de aandacht gericht op het klinische handelen van huisartsen. Voor de Nederlandse huisartsenpraktijk wordt 'de beroepsstandaard' gedefinieerd door middel van richtlijnen ontwikkeld door het Nederlands Huisartsen Genootschap (NHG). In de NHG-Standaarden worden aanbevelingen gedaan over vooral het proces van de zorg. Deze aanbevelingen zijn zoveel mogelijk gebaseerd op de stand van de wetenschap. Bij het ontbreken van dergelijke informatie is de aanbeveling gebaseerd op consensus.

1.5   Hoe kunnen gegevens over de zorg worden verzameld?

Als de aspecten van de zorg waarvan we de kwaliteit willen bepalen bekend zijn, hebben we een methode nodig om hiervoor de benodigde gegevens te verzamelen. Het bestuderen van het feitelijke medisch-technisch handelen is bijvoorbeeld mogelijk door gebruik te maken van zelfregistratielijsten gedurende of na afloop van het consult. Betrouwbaarder maar minder volledig is het raadplegen van het (elektronisch) medisch dossier. Soms wordt (extra) informatie verkregen door het uitvoeren van een observatie (al dan niet ondersteund met beeld- en/of geluidsmateriaal), maar dit is duur en tijdsintensief.

Het voordeel van het dossieronderzoek is dat de gegevens niet in het kader van een studieopzet zijn vastgelegd. Dit betekent een minimaal interfereren in het zorgproces tijdens de dataverzameling. Een ander voordeel is dat er een historisch overzicht van het zorgproces gegenereerd kan worden. Het nadeel is dat niet alle informatie wordt vastgelegd; vooral informatie die niet belangrijk is voor de verleende zorg van dat moment wordt niet altijd genoteerd. Een klassiek voorbeeld is het antwoord op de vraag: 'Rookt u?' Als de patiënt niet rookt wordt dit in veel gevallen niet genoteerd. Het ontbreken van informatie over het rookgedrag in het medisch dossier heeft daarmee twee zeer verschillende betekenissen gekregen, te weten (a) het is niet gevraagd of (b) de patiënt rookt niet. De validiteit van de meting is in deze situatie gering. Bij gebruik van het dossier voor de dataverzameling worden de data meestal retrospectief verzameld. Het prospectief registreren kan nauwkeuriger zijn, omdat eventuele extra benodigde gegevens kunnen worden vastgelegd.

De kwaliteitsindicatoren in dit boek gaan uit van een dataverzameling met behulp van het medisch dossier, waarbij de gegevens meestal retrospectief zijn bepaald maar in een beperkt aantal gevallen ook prospectief zijn vastgelegd.

1.6 Meten en verbeteren

Het meten van de kwaliteit aan de hand van indicatoren leidt op zichzelf niet tot een kwaliteitsverbetering. Het is hooguit de aanzet om tot een verbeterplan te komen. Het succes van het verbeterplan hangt af van de erop volgende interventies en maatregelen om de verandering te implementeren. Het instandhouden van de verbetering vraagt om onderhoud, dat vermoedelijk alleen te bereiken is door een goede inbedding in de infrastructuur of dagelijkse routine. Over de wijze waarop duurzame implementatie van verbeteringen het beste gerealiseerd kan worden is geen eensluidend antwoord te geven.[8] In dit boek doen wij de suggestie om met de indicatoren aan de slag te gaan binnen het kader van de NHG-Praktijkaccreditering die in 2005 van start is gegaan. Voor deze vorm van accreditatie wordt niet alleen het medisch handelen getoetst, maar ook de praktijkorganisatie, bedrijfsvoering en financiën, waarbij de patiëntervaring een belangrijke rol krijgt. Het toetsen met behulp van kwaliteitsindicatoren wordt ingebed in een bepaalde infrastructuur en vormt de basis voor het opstellen van een verbeterplan dat aan bepaalde criteria moet voldoen. Het uitvoeren van dit verbeterplan binnen een vooraf gestelde tijdperiode en het nagaan of de geplande doelen gehaald worden vormt de grondslag voor de accreditatie.

1.7 Doel en inhoud van dit boek

Het doel van dit boek is het beschrijven van meetinstrumenten, indicatoren, waarmee de kwaliteit van het medisch handelen in de huisartsenpraktijk kan worden vastgesteld. Wetenschappelijke 'evidence' voor dit medisch handelen is gebaseerd op de beschrijvingen in de NHG-Standaarden. De indicatoren zijn opgezet met de gedachte dat de gegevens uit het medisch dossier kunnen worden gehaald. Door de gegevens te vergelijken met gemiddelde cijfers uit andere praktijken, wordt een signaal afgegeven over verbetermogelijkheden. Het systematisch werken aan een verbeterplan zal de interne kwaliteit in de huisartsenpraktijk vergroten.

In Hoofdstuk 2 wordt ingegaan op de ontwikkeling van de gepresenteerde kwaliteitsindicatoren. Welke methode is gehanteerd? Welke aanpassingen zijn gedaan om tot de voorliggende set van indicatoren te komen? Hoe verhoudt deze methode zich tot de gangbare wetenschappelijke werkwijze voor het ontwikkelen van indicatoren?

Hoofdstuk 3 gaat uitvoerig in op de toepassing van de indicatoren, met een discussie over het inbedden ervan in een kwaliteitssysteem. Ook wordt praktisch besproken hoe de indicatoren gelezen en geïnterpreteerd moeten worden.

In de daaropvolgende hoofdstukken worden per aandoening of groep van aandoeningen de kwaliteitsindicatoren gepresenteerd. Ook wordt in aparte hoofdstukken aandacht besteed aan preventieactiviteiten, zoals het risicomanagement van hart- en vaatziekten en het uitvoeren van de programmatische preventieprogramma's 'Influenzavaccinatie' en 'Cervixscreening'.

Het is nadrukkelijk de bedoeling om de indicatoren te gebruiken voor de interne kwaliteitsverbetering. Echter, op het moment dat de huisartsenpraktijk de gegevens verzameld heeft, kan de praktijk besluiten om (een deel van) de gegevens naar buiten te brengen. De huisartsenpraktijk kan zich hiermee willen profileren op een website, maar het is ook niet ondenkbaar dat de resultaten in de nabije toekomst onderdeel gaan uitmaken van de onderhandelingen met de zorgverzekeraars.

Referenties

1. Hombergh P van den, Grol R, Hoogen H van den, Bosch WJ van den. Practice visits as a tool in quality improvement: acceptance and feasibility. Qual Health Care 1999;8(3):167-71.
2. Council of Europe. The development and implementation of quality improvement systems (QiS) in health care. Recommendation No. R. (2000)5. Strasbourg: Council of Europe Publishing, 2000.
3. Bodenheimer T. The American health care system: the movement for improved quality in health care. N Engl J Med 1999;340:488-92.
4. Baker R, Grol R. Principles and models for quality improvement. In: Jones R et al. (eds). Oxford Textbook of Primary Medical Care. Oxford: Oxford University Press, 2004.
5. Lawrence M, Olesen F, et al. Indicators of quality in health care. Eur J Gen Pract 1997;3:103-8.
6. Campbell SM, Braspenning J, Hutchinson A, Marshall M. Research on methods of developing and applying quality indicators in primary care. BMJ 2003;326:816-9.
7. Donabedian A. Explorations in quality assessment and monitoring (vol. 1): the definition of quality and approaches to its assessment. Michigan, Ann Arbor: Health Administration Press, 1980.
8. Grol R, Wensing M (eds). Implementatie. Effectieve verandering in de patiëntenzorg. Maarssen: Elsevier, 2001.

Hoofdstuk 2

ONTWIKKELEN VAN KWALITEITSINDICATOREN

J.C.C. Braspenning, L. Pijnenborg en R.P.T.M. Grol

KERNBOODSCHAPPEN

- De gevolgde methodiek bij het ontwikkelen van kwaliteitsindicatoren dient transparant te zijn.
- Het testen van indicatoren aan de empirie is een noodzakelijke stap, die niet altijd wordt genomen.
- Indicatoren zijn een levend product, omdat de wetenschappelijke 'evidence' waarop ze zijn gebaseerd aan verandering onderhevig is.

Voor het ontwikkelen van kwaliteitsindicatoren bestaan verschillende methoden. Ten eerste kunnen we de meer systematische methoden onderscheiden van de minder systematische methoden. In het laatste geval worden vanuit het zoeken naar oplossingen voor een bestaand kwaliteitsprobleem gaandeweg maten gedefinieerd om de oplossingen te evalueren. Stel, een huisartsenpraktijk besluit de hal anders in te richten, zodat er meer privacy aan de balie kan ontstaan. Er worden bouwplannen gemaakt en deze worden getoetst aan de hoeveelheid privacy die het zal opleveren aan de balie. Om na te gaan of de verbouwing het gewenste effect heeft gehad, kan aan een aantal patiënten gevraagd worden of de nieuwe situatie een verbetering qua privacy oplevert ten aanzien van de oude situatie. De mate van privacy aan de balie is de kwaliteitsindicator.

Als de indicatoren meer systematisch worden ontwikkeld, gaat men op zoek naar richtlijnen of protocollen. Dit materiaal kan in verschillende mate gebaseerd zijn op wetenschappelijk bewijs. Het is ook mogelijk om rechtstreeks vanuit de beschikbare wetenschappelijke literatuur tot ontwikkeling van indicatoren te komen. Hoe strikter de 'evidence' dat een bepaalde handeling of organisatievorm leidt tot een zekere mate van gezondheidswinst, des te meer de indicator iets zegt over de kwaliteit van de geleverde zorg in termen van gezondheidswinst. Ons bij het ontwikkelen van indicatoren beperken tot aanbevelingen met afdoende 'evidence' is aantrekkelijk vanuit het oogpunt van validiteit (de relatie met kwaliteit is duidelijk gedefinieerd), maar stuit op praktische bezwaren. De set van indicatoren is dan zeer gering en gaat slechts over een beperkt deel van het huisartsgeneeskundig handelen.[1]

In de vorige alinea is een criterium genoemd voor de selectie van indicatoren, namelijk gezondheidswinst. Naast gezondheidswinst is doelmatigheid een ander veelgebruikt criterium om de kwaliteit van de geleverde zorg aan af te meten. Andere mogelijke criteria zijn bijvoorbeeld veiligheid en patiëntgerichtheid. Het kiezen van een selectiecriterium is gekoppeld aan het doel van het meten en vanuit wiens perspectief (beleidsmaker, professional, patiënt) de kwaliteit van zorg wordt vastgelegd.

Belangrijk bij het werken volgens een systematische methode is dat vooraf het doel van het gebruik van de indicatoren nauwkeurig gedefinieerd wordt. Alleen als het doel helder is, kan worden vastgesteld of de indicatoren valide en betrouwbaar zijn voor het gewenste doel. Een belangrijk onderdeel van het systematisch ontwikkelen van kwaliteitsindicatoren is de consensusprocedure. Een voorlopige set van indicatoren of onderwerpen voor indicatoren wordt aan een panel van experts voorgelegd. De benodigde expertise moet zowel worden gezocht op het medisch-inhoudelijke vlak als op het methodologische vlak van het meten van kwaliteit van zorg. De consensusprocedure bestaat meestal uit meerdere rondes, waarbij vaak een schriftelijke ronde wordt gevolgd door een panelbijeenkomst. Soms wordt ter afsluiting feedback gegeven waarop een reactie kan worden gevraagd. Uiteindelijk wordt op basis van de consensus een set van indicatoren samengesteld. Als de set van indicatoren is gedefinieerd, dan zal empirisch materiaal moeten worden verzameld. Deze gegevens zullen zonder meer aanleiding geven tot het aanscherpen van de set van indicatoren.

2.1 Basisset van indicatoren

Voor de kwaliteitsindicatoren die in de komende hoofdstukken worden gepresenteerd, zijn als basisset de indicatoren voor het medisch handelen uit de MIND-studie genomen.[2,3] Bij het ontwikkelen van deze set is gebruikgemaakt van een iteratieve consensus-scoringsprocedure, zie box 2.1. Vanuit de zeventig destijds beschikbare NHG-Standaarden zijn door twee huisartsen kernaanbevelingen uit de richtlijnen gehaald. De gebruikte selectiecriteria waren de mate waarin de aanbeveling zou kunnen bijdragen aan de gezondheid van de patiënt en de mate waarin de aanbeveling tracht onnodig handelen te voorkomen (reductie van mogelijke nadelige gevolgen en kosten). De twee experts hebben ieder voor zich kernaanbevelingen aangedragen vanuit de NHG-Standaarden. In diverse discussierondes probeerden zij tot overeenstemming te komen over het wel of niet opnemen in de potentiële set van indicatoren. In het enkele geval dat zij er niet uitkwamen is de kernaanbeveling opgenomen.

In de tweede ronde is deze set voorgelegd aan een breder panel (n = 8). Dit panel heeft alle kernaanbevelingen beoordeeld op een scorelijst op wederom dezelfde twee criteria, namelijk gezondheidswinst en voorkomen van onnodig handelen (doelmatigheid). Voor de beoordeling is gebruikgemaakt van een 5-punts Likertschaal lopend van 0 (niet relevant voor criterium) tot 4 (extreem relevant voor criterium). Ook werd het panel aangemoedigd om naar hun mening ontbrekende kernaanbevelingen te noteren. Er werden 21 extra kernaanbevelingen geformuleerd, waarna weer alle zeventig NHG-Standaarden waren vertegenwoordigd.

In de derde ronde zijn de toegevoegde kernaanbevelingen beoordeeld en is tevens een derde (willekeurig geselecteerd) van de aanbevelingen opnieuw beoordeeld. Dit laatste is gedaan om de inter- en intrabeoordelaarsbetrouwbaarheid te kunnen berekenen. De test-hertest betrouwbaarheid lag gemiddeld voor alle acht panelleden op r = 0,53 en gaf daarmee aanleiding om het afkappunt niet te scherp te leggen (een gemiddelde score boven het midden van de schaal), zodat alle mogelijk relevante kernaanbevelingen zijn meegenomen. In een vierde ronde is de set van potentiële indicatoren vastgesteld op basis van de gevolgde procedure. Op deze manier zijn de kernaanbevelingen uit de NHG-Standaarden geselecteerd. Na discussie in het onderzoeksteam zijn nog enkele kernaanbevelingen aan de set toegevoegd.

Box 2.1 *Iteratieve consensus-scoringsprocedure voor het afleiden van indicatoren uit richtlijnen*

ronde	doel	betrokken personen, metingen	selectiecriteria
1	kernaanbevelingen opmaken uit richtlijnen	kleine groep van experts	sterkte relatie met gezondheidswinst en doelmatigheid
2	beoordelen en toevoegen van kernaanbevelingen	expert panel (8-10 personen), gebruik van scoringslijsten	afkappunt, hierboven het gemiddelde van de gebruikte schaal
3	bepalen van inter- en intrabeoordelaarsbetrouwbaarheid	beoordelen en herbeoordelen	kappa, rho
4	ontwikkelen van potentiële set van indicatoren	kleine groep van experts, onderzoeksteam	combinatie van bovenste drie
5	testen set van indicatoren in de praktijk: dataverzameling en -analyse	professionele mening, routinematige data over het handelen	haalbaarheid, acceptatie, klinimetrische kenmerken

In de vijfde ronde is bekeken of er gegevens voor de indicatoren verzameld konden worden binnen het project Landelijk Informatie Netwerk Huisartsenzorg (LINH)[a]. Kennis over deze gegevensbron leerde dat voor sommige indicatoren extra informatie nodig was. Daarom is er software ontwikkeld,

a LINH is een samenwerkingsverband van de beroepsgroepen Landelijke Huisartsen Vereniging (LHV) en Nederlands Huisartsen Genootschap (NHG) en de onderzoeksinstituten Nederlands Instituut voor onderzoek van de gezondheidszorg (NIVEL) en Centre for Quality of Care Research (WOK).

waarmee gekoppeld aan een bepaalde diagnosecode (ICPC-code[4]) extra vragen aan de huisarts kunnen worden gesteld. Nu kan bijvoorbeeld bij lage rugpijnklachten worden gevraagd of deze acuut zijn (niet langer dan 6 weken bestaand) of niet. Ook werd duidelijk dat voor een aantal indicatoren geen gegevens konden worden verzameld. Deze exercitie verkleinde de set van indicatoren tot 139 uit 61 NHG-Standaarden (zie Appendix bij dit hoofdstuk).

De basisset bestaat vooral uit zogenaamde procesindicatoren (n = 124). Analoog aan de indeling van Donabedian[5] wordt er een onderscheid gemaakt tussen structuur-, proces- of uitkomstindicatoren. Voor de diabeteszorg bijvoorbeeld, is het houden van een diabetesspreekuur een structuurindicator; het wel of niet uitvoeren van voetonderzoek bij de jaarlijkse controle is een procesindicator en de HbA1c-waarde een uitkomstindicator ('proxy' voor het risico op complicaties). Voor het doel van interne kwaliteitsverbetering zijn procesindicatoren zeer geschikt. Het resultaat op uitkomstindicatoren wordt bepaald door het professioneel handelen, maar voor een zeer groot gedeelte ook door de patiënt; bijvoorbeeld de 'compliance' van de patiënt aan het advies of de behandeling.

Wel is het duidelijk dat activiteiten in de huisartsenpraktijk die staan voor kwaliteit van zorg en te maken hebben met advies en 'counseling' onderbelicht zijn gebleven. De panelleden hebben zich vermoedelijk toch te veel laten leiden door de mogelijkheden van dit moment om op een eenvoudige manier over de data te kunnen beschikken. Overigens is ook de 'evidence' schaars over wat goed advies en 'counseling' is, waardoor de definiëring van dit type indicator wordt bemoeilijkt.

2.2 Tweede Nationale Studie

In de Tweede Nationale Studie naar ziekten en verrichtingen in de huisartsenpraktijk zijn in de periode van mei 2000 tot april 2003 data voor de indicatoren verzameld in 104 huisartsenpraktijken met 195 werkzame huisartsen en circa 400.000 vaste patiënten.[6,7] Deze praktijken maakten destijds onderdeel uit van LINH. De gegevens die nodig waren voor de indicatoren zijn geëxtraheerd uit de Huisarts Informatie Systemen en betroffen van diagnosecode voorziene contacten, voorgeschreven geneesmiddelen en verwijzingen. Aanvullende gegevens zijn verzameld met een elektronische vragenlijst of waren afkomstig uit het Visitatie Instrument Praktijkvoering (VIP).[8]

De dataverzameling heeft aanleiding gegeven tot een kritische beschouwing van de indicatoren. Voor sommige indicatoren bleek het vóórkomen van de aandoening te laag (te weinig praktijken, te weinig patiënten) om betrouwbare referentiegegevens te presenteren. Een voorbeeld wordt gegeven in Hoofdstuk 13 'Gynaecologie en obstetrie' bij het verwijzen naar de gynaecoloog bij subfertiliteitsproblemen. Voor andere indicatoren leek een aanpassing in de formulering noodzakelijk. Van sommige indicatoren was al vooraf bekend dat op dit moment binnen het project LINH (www.linh.nl) geen eenvoudige mogelijkheden zijn om dit type gegevens te extraheren. Wel was het wenselijk deze indicatoren te formuleren, omdat zij de kwaliteit van zorg goed uitdrukken. Dit betreft met name indicatoren ten aanzien van de metabole parameters bij mensen met diabetes en indicatoren over bijvoorbeeld de bloeddruk, het gewicht en het rookgedrag.

2.3 Huidige selectie van indicatoren

De basisset van indicatoren, aangepast aan empirische (on)mogelijkheden en verbeterde inzichten, is aangeboden aan de auteurs van de afzonderlijke hoofdstukken (4 tot en met 18). De indicatoren waarvoor vanuit LINH geen data beschikbaar bleken, maar die wel als uitermate relevant werden ervaren, zijn eveneens aan de auteurs aangeboden. Voor elk hoofdstuk is ten minste een duo aangezocht, waarvan één persoon met zowel inhoudelijke kennis als onderzoekservaring over het onderwerp en één persoon die vooral is aangezocht vanwege zijn of haar kennis over de betreffende NHG-Standaard(en) en ervaring als huisarts in de praktijk. Gevraagd is om kritisch te kijken naar de aangeleverde set van indicatoren met het oog op:
- het ontbreken van bepaalde kernaanbevelingen uit de NHG-Standaarden;
- op handen zijnde herzieningen van de NHG-Standaarden;
- inhoudelijke onjuistheden in de indicator.

Als deze kritische blik aanleiding gaf tot een wijziging of een uitbreiding[b] dan is dit in de redactie overlegd, waarna de beslissing is genomen om de set wel of niet aan te passen. Om globaal inzicht te krijgen in de aanpassingen die gemaakt zijn, wordt in box 2.2 een overzicht gegeven van de aantallen uit de basisset en de huidige set, waarbij tekstuele aanscherping – ook op basis van de empirische gegevens – niet is meegenomen. De totale set omvat 129 indicatoren.

---

b De indicatoren over astma en COPD zijn door de eerste auteur ook ingebracht in de COPD en Astma Huisartsen Advies Groep (CAHAG) – een groep van huisartsexperts op het gebied van astma en COPD.

Referenties

1. McColl A, Roderick P, Gabbay J, Smith H, Moore M. Performance indicators for primary care groups: an evidence based approach. BMJ 1998;317:1354-1360.
2. Braspenning JCC, Drijver R, Schiere AM. Kwaliteits- en doelmatigheidsindicatoren voor het handelen in de huisartsenpraktijk. Handboek Kwaliteit van Zorg. Maarssen: Elsevier, 2003. C4.4. p. 1-30.
3. Campbell SM, Braspenning J, Hutchinson A, Marshall M. Research methods used in developing and applying quality indicators in primary care. Qual Saf Health Care 2002;11(4):358-364.
4. Lamberts H, Wood M. ICPC: International Classification of Primary Care. Oxford: Oxford University Press, 1987.
5. Donabedian A. Explorations in quality assessment and monitoring (vol. 1): the definition of quality and approaches to its assessment. Michigan, Ann Arbor: Health Administration Press, 1980.
6. Schellevis FG, Westert GP, Bakker DH de, Groenewegen PP, Zee J van der, Bensing JM. De Tweede Nationale Studie naar ziekten en verrichtingen in de huisartspraktijk: aanleiding en methoden. Huisarts Wet 2003; 46(1):7-12.
7. Braspenning JCC, Schellevis FG, Grol RPTM. Tweede Nationale Studie naar ziekten en verrichtingen in de huisartspraktijk. Kwaliteit huisartsenzorg belicht. Nijmegen/Utrecht: WOK/NIVEL, 2004.
8. Hombergh P van den, Grol R, Hoogen H van den, WJ van den Bosch. Practice visits as a tool in quality improvement: acceptance and feasibility. Qual Health Care 1999;8(3):167-71.

Box 2.2 Van de MIND-basisset naar de hier gepresenteerde set van indicatoren

hoofdstuk	aantal in MIND-basisset	afvallers	reden afvallen	erbij	opmerkingen	aantal indicatoren
4 diabetes	10			voetonderzoek	HbA1c-uitkomst gesplitst onder 7,0 en boven 8,5	13
5 risicomanagement hart- en vaatziekten				risicoprofiel	nieuw gemaakt uit set van aan standaard gerelateerde indicatoren over dit onderwerp; deels overlappend met diabetesindicatoren	13
6 hartfalen	3					3
7 astma en COPD	10	aantal stootkuren bij COPD	eigenlijk zoekende naar aantal exacerbaties; deze 'proxy' is niet precies genoeg.	kinderen met astma: diagnose bevestigen door meting piekstroomvariabiliteit of spirometrie	dit geldt voor de behandeling van astma bij volwassenen en bij COPD	15
		astma bij kinderen	antibioticabeleid niet in standaard	kinderen met astma: expositie tabaksverslaving		
				kinderen met astma: ooit saneringsadvies spirometrie bij follow-up COPD		
				voor roken zijn twee indicatoren geformuleerd: rookstatus bekend? stop roken advies gegeven aan rokers?		

Box 2.2 Van de MIND-basisset naar de hier gepresenteerde set van indicatoren (vervolg)

8 preventie	8	influenzavaccinatie chronische nierinsufficiëntie	lastig te definiëren groep en gering in omvang		7
9 antibioticabeleid	13	astma bij kinderen	antibioticabeleid niet in standaard	acuut hoesten: drie indicatoren	12
		bacteriële huidinfecties	geen goede diagnose-code		de NHG-Standaard acuut hoesten is in 2003 verschenen
		urethritis bij mannen PID	onbetrouwbare referentiecijfers, vanwege te laag voorkomen (te weinig registratie)		
10 maagklachten	5			niet aanvragen aanvullende diagnostiek bij eerste episode maagklachten	7
				aanvragen H. pylori-diagnostiek bij persisterende of recidiverende klachten	veel indicatoren zijn aangescherpt, mede n.a.v. uitkomen nieuwe Standaard
11 geestelijke gezondheidszorg	9	type antidepressiva bij depressie	in nieuwe Standaard niet langer sprake van een voorkeursmedicatie	duur gebruik antidepressiva bij angststoornissen	12
				depressie: inschatten suïciderisico	prevalentie problematisch alcoholgebruik gesplitst in acuut en chronisch
				angststoornissen: cognitieve gedragstherapie voorschrijven	

Box 2.2 *Van de* MIND-*basisset naar de hier gepresenteerde set van indicatoren (vervolg)*

hoofdstuk	aantal in MIND-basisset	afvallers	reden afvallen	erbij	opmerkingen	aantal indicatoren
12 bewegings-apparaat	16	dexametingen: voor vrouwen boven de 50 en vrouwen met corticosteroïdengebruik (tweemaal)	praktisch: wordt niet systematisch genoteerd in HIS		medicatiebeleid is beperkt tot 1 i.p.v. 2 indicatoren	14
13 gynaecologie en obstetrie	5	plaatsen van spiraaltje	liever verwijzen dan slecht geplaatst		aantal indicatoren zijn aangescherpt, soms op grond van nieuwe Standaard	4
14 SOA	4	PID	onbetrouwbare referentiecijfer, vanwege te laag voorkomen (te weinig registratie)		veel indicatoren zijn veranderd met het uitbrengen van de nieuwe SOA-Standaard. de onderwerpen zijn gehandhaafd	2
15 urologie	11			bemoeilijkte mictie: aanvraag urineonderzoek uitsluiten urineweginfectie bij enuresis nocturna	medicatie bemoeilijkte mictie tot één indicator beperkt	12

Box 2.2 *Van de MIND-basisset naar de hier gepresenteerde set van indicatoren (vervolg)*

16 huid	12	voorschrijven Diane-pil bij acne	zegt te weinig over kwaliteit van handelen	8
		voorschrijven ditranol	zegt te weinig over kwaliteit: adherentie van 99,4%	
		therapie bij hondenbeet	te weinig specifieke diagnosecode	
		therapie bij bacteriële huidinfectie	te weinig specifieke diagnosecode	
17 ogen	2			2
18 oren	7	otitis externa: type oordruppels	discussie nog niet afgerond	5
		verwijzing KNO-arts bij slechthorendheid	onduidelijkheid over juiste indicatiereden	
totaal				129

Appendix: De 61 NHG-Standaarden, waaruit 139 indicatoren zijn gemaakt

NHG-Standaard	aantal indicatoren	NHG-Standaard	aantal indicatoren
diabetes mellitus type 2	10	maagklachten	5
(dreigende) miskraam	1	constitutioneel eczeem	2
enkeldistorsie	3	fluor vaginalis	1
urineweginfecties	2	psoriasis	2
cervixuitstrijken	2	bemoeilijkte mictie bij oudere	
schouderklachten	2	mannen	3
otitis media acuta	2	angina pectoris	1
problematisch alcoholgebruik	1	depressie	4
acute keelpijn	3	TIA	2
oogheelkundige diagnostiek	1	incontinentie voor urine	2
perifeer arterieel vaatlijden	1	otitis externa	2
het spiraaltje	1	pelvic inflammatory disease	1
acne vulgaris	3	hartfalen	4
ulcus cruris venosus	2	herpes genitalis	1
hypertensie	8	lage rugpijn	2
otitis media met effusie bij kinderen	1	lumbosacraal radiculair syndroom	2
migraine	2	urethritis bij mannen	2
cholesterol	4	het rode oog	1
dementiesyndroom	1	amenorroe	1
slapeloosheid en slaapmiddelen	1	enuresis nocturna	2
astma bij kinderen	3	epicondylitis	2
subfertiliteit	1	slechthorendheid	3
astma bij volwassenen en COPD: diagnostiek	1	angststoornissen	2
		urinesteenlijden	2
COPD: behandeling	3	dermatomycosen	1
astma bij volwassenen: behandeling	2	niet-traumatische knieproblemen bij kinderen en adolescenten	1
kinderen met koorts	2	traumatische knieproblemen	1
vaginaal bloedverlies	1	niet-traumatische knieproblemen	1
zwangerschap en kraambed	1	bacteriële huidinfecties	3
sinusitis	4	osteoporose	5
acute diarree	2	decubitus	1
influenza en influenzavaccinatie	6		

Hoofdstuk 3

TOEPASSEN VAN KWALITEITSINDICATOREN

L. Pijnenborg, M. Bouma, J.C.C. Braspenning en H. Witmer

KERNBOODSCHAPPEN

- Toepassing van indicatoren komt vooral tot haar recht als ze wordt ingebed in een kwaliteitssysteem, zoals de NHG-Praktijkaccreditering.
- Indicatoren hebben vooral een signalerende functie; ze kunnen geen definitief oordeel vellen over de kwaliteit van zorg.
- Indicatoren moeten altijd worden beoordeeld in de context waarin ze zijn verzameld.
- Een eerste stap in het verbeteren van kwaliteit is vaak verbetering van de eigen registratie.
- Een adequaat toegerust HIS is een voorwaarde om op eenvoudige wijze gegevens te verzamelen; dit is een zorg van alle partijen die van indicatoren uit de huisartsenpraktijk gebruik willen maken.
- Indicatoren vormen, bij deskundig gebruik en juiste interpretatie, een belangrijk onderdeel van het werken aan de kwaliteit van zorg.

Zowel bij huisartsen als bij patiënten, zorgverzekeraars en beleidsmakers is er een toenemende vraag naar inzicht in de kwaliteit van de geleverde zorg. Huisartsenpraktijken zullen daardoor steeds vaker behoefte krijgen aan indicatoren om het medisch handelen in kaart te brengen. Praktijken die naar aanleiding van de bevindingen vervolgens een of meer verbeterplannen opstellen en uitvoeren, vergroten daarmee de kans op succesvolle veranderingen in de zorg voor hun patiënten. Door dit proces van 'meten-toetsen-verbeteren-evalueren' in te voeren als vaste handelwijze binnen de praktijkvoering, wordt systematische, cyclische kwaliteitsverbetering op de langere termijn een 'natuurlijk' onderdeel van de huisartsenzorg.

3.1 De keuze van onderwerpen

Een huisartsenpraktijk die wil gaan werken met indicatoren om het medisch handelen te toetsen en te verbeteren, kan daarvoor verschillende strategieën kiezen: met de hele praktijk een verbeteringstraject starten, met de hele praktijk verbeteren in het kader van de NHG-Praktijkaccreditering, of een individueel verbeterplan opstellen voor een of meer medewerkers in de praktijk.

EEN VERBETERTRAJECT STARTEN VOOR DE HELE PRAKTIJK

Als een praktijk wil gaan werken aan kwaliteitsverbetering is het handig te starten volgens het principe: 'think big, start small'. De praktijk begint met een simpel, overzichtelijk en haalbaar onderwerp om ervaring mee op te doen en bij voorkeur succes te behalen, zodat de medewerkers hierna gemotiveerd zullen zijn om zich ook in te zetten voor andere onderwerpen. Het is belangrijk te zorgen voor voldoende draagvlak onder de deelnemers. Om dit te bevorderen is het raadzaam om alle deelnemers te betrekken bij de keuze van de te toetsen onderwerpen en het uitwerken van de plannen.

Daarnaast is het bij de keuze van een of meer onderwerpen verstandig alvast na te denken over de haalbaarheid en de mogelijkheden om werkelijk verbeteringen aan te brengen: Is er iets te verbeteren? Heeft de praktijk invloed op eventuele knelpunten? Gezamenlijk kan de praktijk zo komen tot een aantal onderwerpen, zoals risicomanagement hart- en vaatziekten (Hoofdstuk 5) of antibioticabeleid (Hoofdstuk 9). Met behulp van de bijbehorende indicatoren kunnen de knelpunten zichtbaar worden gemaakt en kan een verbeterplan worden opgesteld. Het kan ook zijn dat het in de praktijk al duidelijk is op welk onderwerp veel winst te behalen is en waar knelpunten zitten. De praktijk kan dan direct starten om met behulp van de bijbehorende indicatoren de stand van zaken in kaart te brengen. Na het doorvoeren van de verbeteringen worden de resultaten geëvalueerd.

Ook is het mogelijk aan te sluiten bij een bepaalde ontwikkeling binnen het regionale of landelijke kwaliteitsbeleid, aangedragen door de beroepsgroep, patiëntenverenigingen, de zorgverzekeraars of de overheid.[1]

DE NHG-PRAKTIJKACCREDITERING

De huisartsenpraktijk kan ervoor kiezen om deel te nemen aan de NHG-Praktijkaccreditering die in 2005 van start is gegaan.[2] Bij deze vorm van accreditering wordt in een driejarig cyclisch proces het kwaliteitssysteem van de huisartsenpraktijk getoetst aan vooraf door de beroepsgroep vastgestelde eisen. In het eerste jaar vindt doorlichting van de praktijk plaats door een bij het NHG werkzame consulent. Deze verzamelt de benodigde gegevens en maakt daarbij gebruik van het Visitatie Instrument voor de Accreditering (VIA), een uitbreiding en verfijning van het bekende VIP-instrument.[3] De indicatoren in het VIA hebben betrekking op het medisch handelen, de praktijkorganisatie en praktijkvoering en de ervaring van de patiënten. Door analyse van de gegevens, waarbij deze worden vergeleken met de uitkomsten van andere praktijken, wordt duidelijk wat de belangrijkste verbeterpunten zijn waaraan de praktijk moet werken. De resultaten ervan worden verwerkt in een feedbackrapport voor de praktijk. Aan de hand daarvan maakt de praktijk een verbeterplan, dat aansluit bij de belangrijkste lacunes die zijn vastgesteld. Vervolgens beoordeelt een onafhankelijke accrediteur tijdens een visitatie of de praktijk voldoet aan de gestelde eisen, waarna toekenning van de NHG-Praktijkaccreditering kan plaatsvinden.

Bij de toetsing van het medisch handelen wordt gebruikgemaakt van een deel van de indicatoren die in dit boek zijn beschreven. De toetsing betreft in eerste instantie de diabeteszorg, de zorg voor astma- en COPD-patiënten en het risicomanagement voor hart- en vaatziekten. Daarnaast worden de uitkomsten van de griepvaccinatie en van de opkomst van het bevolkingsonderzoek voor het vroegtijdig opsporen van baarmoederhalskanker getoetst, alsmede het medicatiebeleid rondom antibiotica en het chronisch gebruik van maagmiddelen. In de nabije toekomst zullen ook modules worden ontwikkeld voor de geestelijke gezondheidszorg en het bewegingsapparaat.

PERSOONLIJK VERBETERPLAN

In sommige gevallen zal een huisarts of praktijkmedewerker een klein onderwerp in gedachten hebben in het kader van een persoonlijk verbeterplan. Zo kan een huisarts besluiten vaardigheden rond het toepassen van een stop-met-rokenstrategie te ontwikkelen om er vervolgens drie maanden lang aandacht aan te besteden bij bepaalde categorieën patiënten. Een ander voorbeeld is dat een huisarts of praktijkondersteuner zich bijschoolt in het instrueren van inhalatietherapie bij astma. Bij het in kaart brengen van de stand van zaken en bij het evalueren van de verbeteringen in de praktijk kunnen de huisarts en de andere praktijkmedewerkers gebruikmaken van de betreffende indicatoren.

3.2 Meten

HET VERZAMELEN VAN GEGEVENS

De gegevens die nodig zijn om de indicatoren te berekenen, staan genoteerd in het medisch dossier binnen het Huisarts Informatie Systeem (HIS), of kunnen worden aangeleverd vanuit apotheken of andere instellingen die reeds dit type gegevens verzamelen. Als de gegevens uit het medisch dossier moeten komen, dan vereist dit dat er door alle medewerkers in de praktijk uniform wordt geregistreerd.[4] Dit zal in de ene praktijk meer het geval zijn dan in de andere praktijk. De afspraak uniform te registreren kan op zichzelf al een verbeterplan vormen. Het is dus belangrijk om na te gaan welke registratieafspraken er nu al in de huisartsenpraktijk zijn en of deze aangevuld moeten worden. Het NHG heeft in 2004 de Richtlijnen Adequate dossiervorming met het Elektronisch Medisch Dossier opgesteld.[5] Is het bijvoorbeeld mogelijk om patiënten met bepaalde aandoeningen te selecteren en na te gaan welke verrichtingen bij deze patiënten zijn uitgevoerd? Worden op dit moment de (deel)contacten uit het elektronisch medisch dossier voorzien van een ICPC-code? Voor een aantal chronische aandoeningen heeft het NHG programma's gemaakt die overzichten van patiënten kunnen genereren (PRODIGMO).[6]

Ook als er uniform geregistreerd wordt, is het verzamelen van gegevens uit het HIS niet in alle gevallen eenvoudig. Voor een efficiënt indicatorenbeleid is een daarop toegerust HIS wel noodzakelijk. Vaak is aanpassing of verbetering van de programmatuur noodzakelijk. Een minder aantrekkelijk maar haalbaar alternatief is om van een selectie van patiënten (bijvoorbeeld van 30 patiënten met diabetes) de indicatoren handmatig in kaart te brengen door het dossier van deze mensen erop na te lezen. Het is immers niet altijd nodig om van alle patiënten direct alle indicatoren in kaart te brengen om toch een indruk te krijgen van de zorgstandaard in een praktijk.

HET BEREKENEN VAN INDICATOREN

Nadat de set van te gebruiken indicatoren is bepaald, moet worden nagegaan welke gegevens nodig zijn om de score op een indicator te kunnen berekenen. Bij de beschrijving van de indicatoren in de komende hoofdstukken zijn deze telkens aangegeven. De indicatoren gaan over het herkennen van een bepaalde aandoening, de diagnostiek, voorlichting en advies, het medicatie- en verwijsbeleid en over preventieve activiteiten. Het herkennen van patiënten wordt uitgedrukt in een prevalentiecijfer per 1000 patiënten. Alle andere indicatoren worden uitgedrukt in een percentage. De eenheid van analyse verschilt voor de indicatoren. De eenheid van analyse kan zijn de patiënt, de episode of het contact. In box 3.1 staat hoe deze gegevens berekend kunnen worden. Telkens wordt ervan uitgegaan dat de gegevens over een totaal jaar worden verzameld.

3.3 Toetsen

DE REFERENTIECIJFERS

Bij de indicatoren in de volgende hoofdstukken worden referentiecijfers gepresenteerd, meestal afkomstig uit de in 2004 gepresenteerde Tweede Nationale Studie.[7,8] Een referentiecijfer geeft aan wat de score op een bepaalde indicator is in de gemiddelde Nederlandse huisartsenpraktijk. Bij de prevalentiecijfers wordt een 95%-betrouwbaarheidsinterval gegeven (maat voor spreiding in de patiëntenpopulatie) en bij de percentages wordt een standaarddeviatie (s.d.) gegeven (mate van variatie tussen de praktijken).

De referentiecijfers zoals in dit boek gepresenteerd vormen een eerste uitgangspunt voor het toetsen aan de hand van de uitkomsten van de indicatoren. De praktijk kan dan inschatten of een onderwerp verbetering be-

Box 3.1 Het berekenen van de indicatoren op jaarbasis

---

prevalentie: uitgedrukt in een getal per 1000 patiënten

berekening aantal patiënten met de specifieke aandoening/aantal patiënten in de gehele praktijk als deze uitkomst wordt vermenigvuldigd met 10, dan wordt het aantal per 1000 patiënten gedefinieerd.
voorbeeld (aantal diabetespatiënten/aantal patiënten in de praktijk) × 10

preventieactiviteiten: uitgedrukt in %

berekening aantal patiënten uit doelgroep met preventieactiviteit/aantal patiënten uit doelgroep
voorbeeld (aantal diabetespatiënten met griepvaccinatie/aantal diabetespatiënten) × 100

diagnostiek: uitgedrukt in %

berekening aantal patiënten met bepaalde aandoening, waarbij (g)een bepaling c.q. verrichting is gedaan/aantal patiënten met een bepaalde aandoening
voorbeeld (aantal diabetespatiënten met bloeddrukbepaling/aantal diabetespatiënten) × 100

voorlichting en advies: uitgedrukt in %

berekening aantal patiënten met een bepaalde aandoening, waarbij een bepaald advies is gegeven/aantal patiënten met een bepaalde aandoening
voorbeeld (aantal patiënten dat rookt met een stop-roken-advies/aantal patiënten dat rookt) × 100

medicatie: uitgedrukt in %

berekening 1 aantal episodes met bepaalde aandoening, waarbij (g)een middel is voorgeschreven/ aantal episodes met een bepaalde aandoening
voorbeeld (aantal episodes sinusitis zonder antibioticum/aantal episodes sinusitis) × 100
berekening 2 aantal episodes met een bepaalde aandoening, waarbij een specifiek middel uit medicatiegroep is voorgeschreven/aantal episodes met een bepaalde aandoening waarbij middel uit medicatiegroep is voorgeschreven
voorbeeld (aantal episodes acute keelpijn waarbij een smalspectrumantibioticum is voorgeschreven/aantal episodes acute keelpijn) × 100

verwijzing: uitgedrukt in %

berekening aantal episodes met bepaalde aandoening, waarbij (g)een verwijzing is verricht/ aantal episodes met een bepaalde aandoening
voorbeeld (aantal episodes met patiënten tussen de 6 en 65 jaar met refractieafwijkingen waarbij niet is verwezen naar de oogarts/ aantal episodes met klachten over visus (c.q. diagnose refractieafwijkingen)) × 100

---

hoeft. Ook kan het zijn dat de praktijk een hoger streefniveau kiest dan het gemiddelde in Nederland. In de toekomst is het wellicht mogelijk of zelfs gewenst om bij het toetsen uit te gaan van door de beroepsgroep geformuleerde streefwaarden.

De meeste indicatoren kennen niet een streefwaarde van 100%, bijvoorbeeld omdat er een kleine groep patiënten is waarbij de richtlijn juist wel/niet toegepast moet worden. Te denken valt aan de indicatie voor antibiotica bij een sinusitis. Bij een normaal beloop van sinusitis zijn antibiotica niet geïndiceerd, maar bij een afwijkend beloop kunnen antibiotica wel een plaats hebben. De indicator 'het niet voorschrijven van antibiotica bij sinusitis' zal dus idealiter niet 100% mogen zijn.

Er zijn ook omstandigheden of randvoorwaarden buiten de richtlijnen om die het percentage kunnen beïnvloeden. Te denken valt aan specifieke achtergrond-, woon- of leefomstandigheden van de patiënt of co-morbiditeit waarover de richtlijn geen uitspraak doet. Daarnaast heeft de patiënt, na uitleg en informatie door de huisarts, een eigen inbreng in het beleid. Dit proces van gedeelde besluitvorming, dat waardevol blijkt voor de betrokkenheid van de patiënt bij de ziekte of aandoening waarvoor nader onderzoek of behandeling is aangewezen, kan van invloed zijn op de gekozen beleidslijn en dus op de uitkomsten van indicatoren.[9]

LERING TREKKEN UIT HET VERGELIJKEN VAN HET EIGEN HANDELEN MET REFERENTIECIJFERS

Het doel van het vergelijken van het handelen in de eigen praktijk met het gemiddelde handelen in de Nederlandse huisartsenpraktijk is om op basis van de gevonden verschillen inzicht te krijgen in onderdelen van de zorg die kwalitatief goed zijn en onderdelen van de zorg die verbetering behoeven. Als blijkt dat de score lager is dan verwacht, is het van belang na te gaan of de verzamelde gegevens voldoende betrouwbaar zijn. De volgende punten kunnen daarbij aan de orde komen.[10]

Er kan een probleem zijn ontstaan, doordat degenen die geregistreerd hebben niet die informatie geregistreerd hebben die nodig was om over een bepaalde indicator een betrouwbare uitspraak te doen. Bijvoorbeeld voor het berekenen van de indicator 'voetonderzoek ondergaan bij diabetes mellitus' is het noodzakelijk dat bij alle patiënten met diabetes geregistreerd is of er een voetonderzoek is uitgevoerd.

Er kan ook een probleem zijn ontstaan bij het coderen van de gegevens. Veel computersystemen geven ruimte om op verschillende manieren gegevens te registreren, en er kan dus een verschil ontstaan in hoe de een of de ander registreert. Zo zal de ene huisarts bij eenzelfde type patiënt misschien meer symptoomgericht coderen, bijvoorbeeld met de ICPC-code hoesten, en de andere huisarts meer diagnosegericht coderen, bijvoorbeeld met de ICPC-code acute faryngitis. Ook kan het zijn dat vervolgcontacten niet zijn meegenomen, omdat ze niet gegroepeerd waren onder het oorspronkelijke probleem of de oorspronkelijke episode. Door data volgens de Richtlijn Adequate dossiervorming met het Elektronisch Medisch Dossier op een gestandaardiseerde manier vast te leggen en te coderen kan de praktijk dit soort problemen voorkomen.

Vaak is het beter aanpakken van de wijze van registreren een eerste stap in een verbetertraject. Daarvoor kan aanpassing van het HIS noodzakelijk zijn. Verder moet de praktijk inschatten of er bij de data-extractie mogelijk belangrijke informatie over het hoofd is gezien. Dit is vooral van belang wanneer de informatie gebaseerd is op niet-gecodeerde gegevens of geschreven medische dossiers. Het in hoofdstuk 1 reeds aangehaalde voorbeeld over het al dan niet registreren van de vraag 'Rookt u?' kan hier een rol spelen. Ten slotte kan het zijn dat de praktijkpopulatie erg verschilt van de gemiddelde praktijkpopulatie, bijvoorbeeld in leeftijd of sociaal-economische achtergrond, wat een afwijking kan geven ten opzichte van het referentiecijfer behorend bij die gemiddelde praktijk.

Als over de betrouwbaarheid van de gegevens weinig discussie is, dan zal de praktijk zich moeten afvragen wat de mogelijke redenen zijn van de relatief lage score, of de praktijk zich op dit punt wil verbeteren en zo ja, op welke wijze een verbetering in de zorg op dit punt bereikt kan worden.

VERSCHILLEN IN PRAKTIJKPOPULATIES

Gegevens uit de eigen praktijk kunnen niet alleen worden vergeleken met landelijke referentiecijfers, maar ook met gegevens uit andere praktijken, bijvoorbeeld in HOED- of HAGRO-verband. Echter, verschillen in de samenstelling van de praktijkpopulaties kunnen de beoordeling van de gevonden verschillen tussen praktijken bemoeilijken. Zo is het mogelijk dat praktijken met een groot aantal oudere patiënten of met meer patiënten uit een lagere sociaal-economische klasse een lagere score op bepaalde indicatoren laten zien. Om dit verschil in kwaliteit van zorg gericht aan te pakken kunnen specifieke interventies gewenst en extra financiële middelen nodig zijn. Het is van groot belang om juist over dit onderwerp in de nabije toekomst gegevens te verzamelen.

HET JUISTE GEBRUIK VAN VERGELIJKENDE DATA VOOR INTERNE KWALITEITSVERBETERING

Voortbouwend op de hierboven genoemde argumenten is het beste antwoord op de mogelijke verschillen in kwaliteit tussen praktijken, dat ingezien moet worden dat indicatoren slechts een signaal geven en dat het waardevol kan zijn om in meer detail een bepaald aspect van zorg te bekijken.[10] De uitkomst van een indicator velt geen definitief oordeel over de kwaliteit van de geleverde zorg en de gepresenteerde indicatoren houden geen rekening met de contextuele factoren die de mogelijkheid om een hoge kwaliteit van zorg te leveren kunnen beïnvloeden. Het zal tijd en energie kosten om te leren op een betrouwbare en uniforme wijze gegevens te registreren, om gegevens te verzamelen en om signalen om te zetten in een verbeterplan dat daadwerkelijk resulteert in verbetering van de kwaliteit van zorg voor patiënten.

3.4 Verbeteren

Huisartsenpraktijken kunnen de informatie die wordt afgeleid uit het meten van indicatoren gebruiken als richtlijn voor het eigen jaarplan. Ook is het mogelijk dat individuele huisartsen of andere praktijkmedewerkers de uitkomst van indicatoren gebruiken om hun eigen prestaties te beoordelen, en te werken aan verbetering van hun persoonlijke functioneren in het belang van goede zorg voor de patiënt.

In alle gevallen is het belangrijk om bij het opstellen van een verbeterplan concrete doelen te formuleren en een tijdpad vast te stellen waarbinnen deze gehaald moeten worden.[11] Alvorens te starten, is het dan verstandig om alvast de kosten en de baten na te gaan van een eventueel verbeterplan en vooral ook de haalbaarheid in het oog te houden.

Bij het opstellen van een verbeterplan is het aan te raden om de zogenaamde SMART-criteria te formuleren. SMART staat voor:
- *Specifiek:* Het doel moet *exact omschreven* zijn en *toepasbaar* in de eigen praktijksituatie.
- *Meetbaar:* Het doel moet *meetbaar* zijn, zodat het resultaat zichtbaar kan worden gemaakt.
- *Aansprekend:* Het doel moet *iedereen aanspreken*; het moet niet alleen aanvaardbaar zijn voor iedereen, maar ook mensen prikkelen om ermee aan de slag te gaan.
- *Relevant:* Het doel moet *relevant* zijn voor de eigen praktijksituatie; aangezien er grote verschillen tussen praktijken zijn, zullen niet alle plannen voor iedere praktijk even relevant zijn.
- *Tijdgebonden:* Het doel moet *haalbaar* zijn *binnen een bepaalde tijd*; in het geval van een jaarplan in ieder geval binnen een jaar.

Aan de hand van deze criteria kan het verbeterplan getoetst worden. Een goed verbeterplan helpt om de vooraf geformuleerde doelen te halen.

3.5 Evalueren

Het kwaliteitssysteem kan pas worden afgesloten als het meten, het toetsen en het verbeteren wordt afgesloten met een evaluatie. De centrale vraag is of de verbeterplannen tot een beter toetsresultaat hebben geleid. Hiervoor dient opnieuw gemeten te worden en het resultaat vergeleken te worden met de vorige uitslag of wederom met het (landelijke) referentiecijfer. Nu kan geconcludeerd worden of de investering in het verbeterplan tot de gewenste resultaten heeft geleid. Door te werken met een verbeterplan conform de SMART-criteria is de evaluatie relatief eenvoudig uit te voeren, de doelen zijn immers al gedefinieerd. Naast het directe resultaat van het verbeterplan kan ook een indirect effect optreden door te reflecteren op wat nu geleerd is als gevolg van het proces van werken aan kwaliteit.

3.6 Beperkingen en mogelijkheden

Zoals hierboven beschreven, zijn indicatoren een goede manier om aan de eigen kwaliteit van zorg te werken. Toch kunnen aan het gebruik van indicatoren ook nadelen kleven.[12] De huisartsenpraktijk kan de aandacht te eenzijdig richten op die onderdelen van de zorg die getoetst worden, zeker als er ook financiële belangen mee gemoeid zijn. Ook kunnen er verkeerde conclusies worden getrokken ten gevolge van een slechte registratie, onbetrouwbare indicatoren of door niet-beïnvloedbare variatie. Bovendien kan registratie leiden tot bureaucratisering en kost het registreren tijd. Tijd die misschien beter aan iets anders besteed had kunnen worden.

Tot slot kunnen indicatoren niet optimaal geformuleerd zijn of verouderen. Alle in dit boek beschreven indicatoren zijn afgeleid van de aanbevelingen uit richtlijnen voor het klinisch handelen van huisartsen, de NHG-Standaarden. Ze leveren gegevens over een deel van het klinisch handelen, namelijk de betrekkelijk eenvoudig meetbare zorg van de aandoeningen en klachten die in de betreffende Standaarden staan beschreven. Afhankelijk van de ervaring van degenen die de indicatoren gaan gebruiken of wijzigingen in de aanbevelingen van een NHG-Standaard, zullen de indicatoren in de toekomst natuurlijk moeten worden bijgesteld.

In dit hoofdstuk staan handvatten voor diegenen die met behulp van indicatoren voor het medisch handelen de kwaliteit van zorg in hun huisartsenpraktijk in kaart willen brengen. Inzicht in welke onderdelen van de zorg goed geregeld zijn en welke minder, kan praktijken motiveren om plannen op te stellen en uit te voeren ter verbetering van de zorg. Indicatoren zullen daarmee een belangrijk onderdeel gaan vormen bij het werken aan kwaliteit van zorg in de huisartsenpraktijk.

Referenties

1. Meulepas M, Wijk P van. Meetpunt kwaliteit: gegevensverzameling ondersteunt kwaliteitsbeleid huisartsen. Med Contact 2004;59(17):682-5.
2. Witmer H, Bouma M, Braspenning J, Veld K in 't, Grol R. NHG-Praktijkaccreditering; Een nieuwe stap in de ontwikkeling van het kwaliteitsbeleid in de huisartsenpraktijk. NHG/WOK, maart 2005.
3. Hombergh P van den, Grol R, Hoogen H van den, Bosch W van den. Practice visits as a tool in quality improvement: acceptance and feasibility. Qual Health Care 1999;8(3):167-71.

4. Kirk SA, Campbell SM, Kennell-Webb S, Reeves D, Roland MO, Marshall MN. Assessing the quality of care of multiple conditions in general practice: practical and methodological problems. Qual Saf Health Care 2003;12(6):421-7.
5. Richtlijn Adequate dossiervorming met het EMD. Utrecht: NHG, 2004. http://nhg.artsennet.nl/
6. PRODIGMO; ondersteuning monitoring chronische ziekten. Utrecht: NHG, 2004.
7. Linden M van der, Westert GP, Bakker DH de, Schellevis FG. Tweede Nationale Studie naar ziekten en verrichtingen in de huisartspraktijk. Klachten en aandoeningen in de bevolking en in de huisartsenpraktijk. Utrecht/Bilthoven: NIVEL/RIVM 2004.
8. Braspenning JCC, Schellevis FG, Grol RPTM. Tweede Nationale Studie naar ziekten en verrichtingen in de huisartspraktijk. Kwaliteit huisartsenzorg belicht. Nijmegen/Utrecht: WOK/NIVEL 2004.
9. Elwyn G. Shared decision making. Patient involvement in clinical practice. Nijmegen: KUN, 2001.
10. Marshall M, Campbell S, Hacker J, Roland M (eds). Quality indicators for general practice. A practical guide for health professionals and managers. London: Royal society of Medicine, 2002.
11. Nelson EC, Splaine ME, Batalden PB, Plume SK. Building measurement and data collection into medical practice. Ann Inter Med 1998;128(6):460-6.
12. Dalhuijsen J. Indicatoren in de huisartsenpraktijk. Huisarts Wet 2002; 45(12):664-9.

Hoofdstuk 4

DIABETES MELLITUS

R.F. Dijkstra, M.J.P. van Avendonk en M. Bouma

Diabetes mellitus is een aandoening die gekenmerkt wordt door verhoogde bloedglucosewaarden. Bij diabetes mellitus type 1 is er een absoluut tekort aan insuline dat moet worden aangevuld. Bij type-2-diabetes speelt insulineresistentie een grote rol, wat kan leiden tot een relatief tekort aan insuline. Het hebben van diabetes geeft een fors verhoogde kans op het krijgen van complicaties aan de ogen, voeten, nieren en hart en vaten.

4.1 Prevalentie

Diabetes is een groeiend gezondheidsprobleem wereldwijd. In 2002 waren er 414.000 mensen in Nederland bekend met diabetes, per jaar komen er zo'n 65.000 nieuwe patiënten bij door vergrijzing en door een veranderde leefstijl.[1] 85% van hen wordt behandeld in de eerste lijn.[2] Naast bekende diabetespatiënten zijn er ook veel bij wie de diagnose nog niet is gesteld. Omdat de diagnose diabetes vaak laat wordt gesteld en veel patiënten op dat moment al complicaties van de ziekte hebben, is het van belang de ziekte zo vroeg mogelijk te diagnosticeren. De prevalentie van diabetespatiënten in de huisartsenpraktijk is afhankelijk van de opbouw van de praktijkpopulatie, maar kan ook aangeven in welke mate de huisarts succesvol is gebleken bij het opsporen van nieuwe patiënten met diabetes. Prevalentie van diabetespatiënten in de praktijk wordt om die reden dan ook als een indicator voor

Tabel 4.1 Prevalentie van diabetes mellitus

ICPC	omschrijving	per 1000 patiënten	95% BI van	95% BI tot	mannen	vrouwen
T90	alle leeftijden 25-44 jaar 45-64 jaar 65-74 jaar 75 jaar en ouder	26,3	24,4	28,2	24,5 6,5 43,8 96,7 111,5	28,0 5,9 37,8 103,5 125,8
Benodigde data	Patiënten met diabetes (T90, DM); omvang praktijkpopulatie; geslacht en leeftijd patiënt					

Bron: *Tweede Nationale Studie*[3]

de kwaliteit van zorg genoemd. Deze indicator kan specifieker door te kijken binnen leeftijdsgroepen en naar verschillen tussen mannen en vrouwen. Extra data zijn dan nodig over de leeftijd van de patiënten met diabetes dan wel over die van alle patiënten uit de praktijk.

4.2 Controle

Bij de controle van diabetespatiënten in de huisartsenpraktijk wordt onderscheid gemaakt in een driemaandelijkse en een jaarlijkse controle. Bij de driemaandelijkse controle worden, naast het bespreken van klachten en het omgaan met medicatie en dieet, het gewicht en de nuchtere bloedglucose gemeten. Verder wordt voetonderzoek gedaan bij patiënten met voetproblemen en een bloeddrukmeting verricht bij patiënten bekend met hypertensie. Als de gegevens over het afgelopen jaar worden verzameld, dan kan om praktische redenen het vierde controlebezoek nog niet hebben plaatsgevonden. In de indicator wordt daarom gesproken over een gecontroleerde bloedglucose, waarmee bedoeld wordt dat er ten minste driemaal een bepaling is verricht met een periode van twee maanden ertussen.

De referentiecijfers zijn afkomstig uit een onderzoek naar de diabeteszorg in 41 huisartsenpraktijken uit het midden en zuiden van Nederland die qua populatie en praktijkkenmerken (type praktijk, urbanisatiegraad) vergelijkbaar zijn met de Nederlandse huisartsenpraktijken.[4] De gegevens zijn handmatig uit het medisch dossier gehaald door voor het onderzoek getrainde medische studenten.

Tabel 4.2 Bepaling bloedglucose

		Referentiewaarde
Indicator	Percentage patiënten met diabetes mellitus met gecontroleerde bloedglucose	55,8%
Teller	Aantal patiënten met diabetes mellitus met ten minste driemaal een bloedglucosebepaling in het afgelopen jaar	
Noemer	Aantal patiënten met diabetes mellitus	s.d. = 26,9
Benodigde data	Patiënten met diabetes (T90); bloedglucosebepaling	
Bron: Diabetespas-onderzoek[4]		

Bij de jaarlijkse controle wordt aan een aantal extra aspecten aandacht besteed. Zo vindt uitgebreider laboratoriumonderzoek plaats en screening op late complicaties van diabetes. Het HbA1c dient jaarlijks te worden bepaald. De hoogte van het HbA1c wordt gezien als de belangrijkste maat voor de instelling van de diabetespatiënt.

Tabel 4.3 Bepaling HbA1c

		Referentiewaarde
Indicator	Percentage patiënten met diabetes mellitus bij wie het HbA1c is bepaald	72,1%
Teller	Aantal patiënten met diabetes mellitus met ten minste eenmaal een HbA1c-bepaling in het afgelopen jaar	
Noemer	Aantal patiënten met diabetes mellitus	s.d. = 16,5
Benodigde data	Patiënten met diabetes (T90); HbA1c-bepaling	
Bron: Diabetespas-onderzoek[4]		

Het jaarlijks meten van de bloeddruk wordt geadviseerd bij diabetespatiënten die niet bekend zijn met een verhoogde bloeddruk en die dus geen antihypertensiva gebruiken. Indien er reeds sprake is van een verhoogde bloeddruk dient dit onderzoek elke drie maanden plaats te vinden. Het goed reguleren van de bloeddruk is een essentieel onderdeel van de diabetesbehandeling.

Tabel 4.4 Meting bloeddruk

		Referentiewaarde
Indicator	Percentage patiënten met diabetes mellitus bij wie de bloeddruk is bepaald	84,9%
Teller	Aantal patiënten met diabetes mellitus met ten minste eenmaal een bloeddrukmeting in het afgelopen jaar	
Noemer	Aantal patiënten met diabetes mellitus	s.d.= 14,4
Benodigde data	Patiënten met diabetes (T90); bloeddrukmeting	
Bron: Diabetespas-onderzoek[4]		

Tabel 4.5 Bepaling cholesterol

		Referentiewaarde
Indicator	Percentage patiënten met diabetes mellitus bij wie het HbA1c is bepaald	72,1%
Teller	Aantal patiënten met diabetes mellitus met ten minste eenmaal een HbA1c-bepaling in het afgelopen jaar	
Noemer	Aantal patiënten met diabetes mellitus	s.d. = 16,5
Benodigde data	Patiënten met diabetes (T90); HbA1c-bepaling	
Bron: Diabetespas-onderzoek[4]		

Tabel 4.6 Bepaling creatinine

		Referentiewaarde
Indicator	Percentage patiënten met diabetes mellitus met gecontroleerde creatinine	68,5%
Teller	Aantal patiënten met diabetes mellitus met ten minste eenmaal een bepaling van het creatinine in het afgelopen jaar	
Noemer	Aantal patiënten met diabetes mellitus	s.d. = 14,8
Benodigde data	Patiënten met diabetes (T90); creatininebepaling	
Bron: Diabetespas-onderzoek[4]		

Tabel 4.7 Voetonderzoek

		Referentiewaarde
Indicator	Percentage patiënten met diabetes mellitus die een voetonderzoek hebben ondergaan	35,0%
Teller	Aantal patiënten met diabetes mellitus met ten minste eenmaal een voetonderzoek in het afgelopen jaar	
Noemer	Aantal patiënten met diabetes mellitus	s.d. = 24,4
Benodigde data	Patiënten met diabetes (T90); voetonderzoek	
Bron: Diabetespas-onderzoek[4]		

Onderzoek van de fundus dient regelmatig te worden verricht bij diabetespatiënten. Van de type-2-diabetespatiënten heeft een kwart al afwijkingen aan het netvlies op het moment van de diagnose.[5] Doel van het onderzoek is om afwijkingen aan het netvlies tijdig op te sporen en ze in een vroeg stadium te behandelen. Bij bestaande retinopathie en bij een bloeddruk hoger dan 150/85 mmHg of bij een HbA1c hoger dan 7,0 dient oogonderzoek

Tabel 4.8 Oogonderzoek

		Referentiewaarde
Indicator	Percentage patiënten met diabetes mellitus waarbij oogcontrole is verricht	63,0%
Teller	Aantal patiënten met diabetes mellitus met ten minste eenmaal onderzoek van de fundus in de afgelopen twee jaren	
Noemer	Aantal patiënten met diabetes mellitus	s.d. = 14,8
Benodigde data	Patiënten met diabetes (T90); verwijsgegevens oogarts	
Bron: Diabetespas-onderzoek[4]		

minstens eenmaal per jaar te worden verricht. Bij afwezigheid van deze factoren mag het onderzoek elke twee jaar plaatsvinden.

Tabel 4.9 Risicoprofiel

		Referentiewaarde
Indicator	Percentage patiënten met diabetes mellitus waarvan het risicoprofiel bekend is	Onbekend
Teller	Aantal patiënten met diabetes mellitus type 2 waarvan het risicoprofiel bekend is, dat wil zeggen dat bekend zijn: de bloeddruk, bloedglucose, totaalcholesterol, totaalcholesterol/HDL-cholesterolratio, Quetelet-index en rookgedrag, alle van het afgelopen jaar; en hart- en vaatziekten in de voorgeschiedenis, coronaire ziekten bij ouders, broers of zussen < 60 jaar; en hypercholesterolemie, hypertensie	
Noemer	Aantal patiënten met diabetes mellitus	
Benodigde data	Patiënten met diabetes (T90); bloeddruk, cholesterol, cholesterol/HDL-ratio; (familie)anamnese HVZ, hypercholesterolemie, hypertensie, rookgedrag, BMI	
Over de mate waarin het risicoprofiel is ingevuld zijn geen recente referentiewaarden bekend.		

4.3 Uitkomsten

Grote studies, zoals de UKPDS en de 'Heart Protection Study' hebben aangegeven dat het verlagen van het HbA1c, de bloeddruk en het cholesterol de kans op complicaties kan verkleinen.[6,7] Het behalen van streefwaarden is daarom een belangrijk doel van de diabetesbehandeling. Het HbA1c is de belangrijkste maat voor de glucoseregulatie. Indien lager dan 7,0% wordt deze goed genoemd; is het HbA1c hoger dan 8,5% dan wordt de instelling slecht genoemd. Tussen 7,0 en 8,5 heet de instelling acceptabel.

Tabel 4.10 HbA1c-gehalte lager dan 7,0%

		Referentiewaarde
Indicator	Percentage patiënten met diabetes mellitus met een bereikte streefwaarde voor het HbA1c-gehalte	52,4%
Teller	Aantal patiënten met diabetes mellitus met HbA1c lager dan 7,0%	
Noemer	Aantal patiënten met diabetes mellitus	s.d. = 17,6
Benodigde data	Patiënten met diabetes (T90); HbA1c-waarden	
Bron: *Diabetespas-onderzoek*[4]		

Tabel 4.11 HbA1c niet hoger dan 8,5%

		Referentiewaarde
Indicator	Percentage patiënten met diabetes mellitus met een acceptabele waarde voor het HbA1c	87,0%
Teller	Aantal patiënten met diabetes mellitus met HbA1c boven de 8,5%	
Noemer	Aantal patiënten met diabetes mellitus	s.d. = 8,4
Benodigde data	Patiënten met diabetes (T90); HbA1c-waarden	
Bron: *Diabetespas-onderzoek*[4]		

Tabel 4.12 Systolische bloeddruk lager dan 150 mmHg en diastolische bloeddruk lager dan 85 mmHg

		Referentiewaarde
Indicator	Percentage patiënten met diabetes mellitus met bereikte streefwaarden voor de systolische en diastolische bloeddruk	35,4%
Teller	Aantal patiënten met diabetes mellitus met systolische bloeddrukwaarde onder de 150 mmHg en diastolisch onder de 85 mmHg	
Noemer	Aantal patiënten met diabetes mellitus	s.d. = 14,6
Benodigde data	Patiënten met diabetes (T90); bloeddrukwaarden	
Bron: *Diabetespas-onderzoek*[4]		

De absolute waarde van het cholesterol kan slechts ten dele worden geïnterpreteerd, omdat de streefwaarden hierbij afhankelijk zijn van co-morbiditeit, medicatiegebruik en andere factoren zoals leeftijd, geslacht, hypertensie en rookgedrag. De waarde van 5,0 mmol/l is derhalve arbitrair.

Tabel 4.13 Cholesterolgehalte lager dan 5,0 mmol/l

		Referentiewaarde
Indicator	Percentage patiënten met diabetes mellitus met een bereikte streefwaarde voor het cholesterolgehalte	56,5%
Teller	Aantal patiënten met diabetes mellitus met cholesterolgehalte lager dan 5,0 mmol/l	
Noemer	Patiënten met diabetes (T90); cholesterolgehalte	s.d. = 10,1
Benodigde data	Patiënten met diabetes (T90); bloeddrukwaarden	
Bron: *Diabetespas-onderzoek*[4]		

Referenties

1. Oers JAM van. Gezondheid Op Koers? Volksgezondheid Toekomst Verkenning 2002. RIVM-rapport 270551001 ed. RIVM, 2002.
2. Rutten G, et al. NHG-standaard Diabetes Mellitus type 2. Eerste herziening. Huisarts Wet 1999;42(2):67-84.
3. Linden M van der, Westert GP, Bakker DH de, Schellevis FG. Tweede Nationale Studie naar ziekten en verrichtingen in de huisartspraktijk. Klachten en aandoeningen in de bevolking en in de huisartsenpraktijk. Utrecht/Bilthoven: NIVEL/RIVM, 2004.
4. Avendonk M van, Dijkstra R, Braspenning J, Grauw W de, Grol R. Adherence to guidelines and potential for improvement of diabetic care in primary care practices. Abstract. Munich: St Vincent Declaration Group, 2004.
5. Nederlandse Diabetes Federatie en Centraal Begeleidingsorgaan voor de Intercollegiale Toetsing. Diabetische retinopathie, diabetische voet-, hart- en vaatziekten bij diabetes mellitus. Heerenveen: Banda, 1998.
6. Stratton IM, et al. Association of glycaemia with macrovascular and microvascular complications of type 2 diabetes (UKPDS 35): prospective observational study. BMJ 2000;321(7258):405-12.
7. Heart Protection Study Collaborative Group. Heart Protection Study of cholesterol-lowering with simvastatin in 5963 people with diabetes: a randomised placebo-controlled trial. Lancet 2003;361:2005-16.

Hoofdstuk 5

RISICOMANAGEMENT HART- EN VAATZIEKTEN

M.S. van Roosmalen en M. Bouma

De huisarts heeft een belangrijke taak bij de preventie van hart- en vaatziekten. Onder hart- en vaatziekten wordt verstaan: coronaire hartziekten (angina pectoris, myocardinfarct), cerebrovasculaire aandoeningen (transient ischaemic attack (TIA), cerebrovasculair accident (CVA)) en perifeer arterieel vaatlijden (PAV). Hart- en vaatziekten vormen sinds vele jaren de belangrijkste doodsoorzaak in Nederland. Binnen de groep hart- en vaatziekten vormen myocardinfarct en CVA de belangrijkste doodsoorzaak. Patiënten met angina pectoris, TIA en PAV hebben een verhoogde kans op het optreden van myocardinfarct en CVA. Door de verbeterde opsporing en behandeling van hart- en vaatziekten neemt het aantal mensen dat te maken krijgt met de chronische gevolgen ervan toe. Hartfalen is hiervan de belangrijkste uiting. Een hogere prevalentie is hiervan het gevolg.

Bij voorkómen van hart- en vaatziekten wordt onderscheid gemaakt in primaire en secundaire preventie. Primaire preventie richt zich op vroegtijdige opsporing en behandeling van risicofactoren voor hart- en vaatziekten bij personen zonder gediagnosticeerde hart- of vaatziekten. Het doel is de ongunstige invloed van deze risicofactoren terug te dringen en het ontstaan van hart- en vaatziekten te vertragen of te voorkomen. Secundaire preventie richt zich op het vroegtijdig opsporen en behandelen van hart- en vaatziekten en bijkomende risicofactoren daarvoor, om te voorkomen dat reeds aanwezige hart- en vaatziekten in ernst toenemen of dat een nieuw voorval optreedt.

De indicatoren uit dit hoofdstuk zijn gericht op de secundaire preventie van hart- en vaatziekten en zijn gebaseerd op de NHG-Standaarden Diabetes Mellitus type 2[1], Cholesterol[2], Hypertensie[3], Angina Pectoris[4], Beleid na een doorgemaakt myocardinfarct[5], TIA[6], CVA[7] en PAV[8]. Diabetes mellitus is in hoofdstuk 4 nog uitgebreider behandeld.

5.1 Prevalentie hoogrisicopatiënten

Met betrekking tot de preventie van hart- en vaatziekten (HVZ) is gebleken dat hoogrisicobenadering kosteneffectiever is dan screening van gezonde personen. Patiënten met een hoog risico op hart- en vaatziekten zijn patiënten die bekend zijn met diabetes mellitus, hypercholesterolemie, hypertensie, angina pectoris, myocardinfarct, TIA, CVA of perifeer arterieel vaatlijden. Hoogrisicopatiënten hoeven niet actief te worden opgespoord maar kunnen gecontroleerd worden bij spreekuurbezoek. Het opsporen en registreren van risicofactoren bij hoogrisicopatiënten is een belangrijke taak voor de huisarts. Voor het opsporen van de risicofactoren diabetes mellitus, hyper-

Tabel 5.1 Prevalentie van diabetes mellitus

ICPC	omschrijving	per 1000 patiënten	95% BI van	tot	mannen	vrouwen
T90	alle leeftijden 25-44 jaar 45-64 jaar 65-74 jaar 75 jaar en ouder	26,3	24,4	28,2	24,5 6,5 43,8 96,7 111,5	28,0 5,9 37,8 103,5 125,8
Benodigde data	Patiënten met diabetes (T90); omvang praktijkpopulatie; geslacht en leeftijd patiënt					

Bron: *Tweede Nationale Studie*[9]

Tabel 5.2 Prevalentie hypercholesterolemie

ICPC	omschrijving	per 1000 patiënten	95% BI van	tot	mannen	vrouwen
T93	alle leeftijden 45-64 jaar 65-74 jaar 75 jaar en ouder	17,8	15,0	20,6	19,5 44,8 67,0 29,2	16,0 31,8 66,0 29,6
Benodigde data	Patiënten met hypercholesterolemie (T93); omvang praktijkpopulatie; geslacht en leeftijd patiënt					

Bron: *Tweede Nationale Studie*[9]

Tabel 5.3 Prevalentie hypertensie zonder orgaanschade

ICPC	omschrijving	per 1000 patiënten	95% BI van	tot	mannen	vrouwen
T93	alle leeftijden 25-44 jaar 45-64 jaar 65-74 jaar 75 jaar en ouder	57,1	52,0	62,2	43,6 12,5 87,8 163,3 158,3	70,4 17,5 116,7 247,9 255,6
Benodigde data	Patiënten met hypertensie zonder orgaanschade (K86); omvang praktijkpopulatie; geslacht en leeftijd patiënt					

Bron: *Tweede Nationale Studie*[9]; De prevalenties zijn uit de periode waarin de conservatieve definitie van hypertensie (systolische bloeddruk boven de 160 mmHg of diastolische bloeddruk boven de 95 mmHg) nog werd gehanteerd.

cholesterolemie en hypertensie zijn indicatoren ontwikkeld. De prevalenties van patiënten met deze risicofactoren in de huisartsenpraktijk kunnen aangeven in welke mate de huisarts succesvol is gebleken bij het opsporen van nieuwe patiënten. Ze worden om die reden dan ook als indicatoren voor de kwaliteit van zorg genoemd.

Ter informatie: de prevalentie van angina pectoris (K74) in de huisartsenpraktijk is 10,7 per 1000 patiënten per jaar; van myocardinfarct (K75) 3,3 per 1000 patiënten per jaar, van TIA (K89) 3,6 per 1000 patiënten per jaar, van CVA (K90) 4,5 per 1000 patiënten per jaar en voor PAV (K92) ligt dit cijfer op 3,0 per 1000 patiënten per jaar.[9]

5.2 Cardiovasculair risicoprofiel

Bij spreekuurbezoekers met een verhoogd risico op of aanwezigheid van hart- en vaatziekten is het van belang dat de huisarts een cardiovasculair risicoprofiel opstelt. Een volledige inventarisatie van het cardiovasculaire risico is van belang om gericht preventieve maatregelen te nemen met als doel het cardiovasculaire risico omlaag te krijgen. De huisarts dient hiervoor het glucosegehalte, het cholesterolgehalte (totaalcholesterol bij personen met HVZ; totaalcholesterol/HDL-cholesterolratio bij personen zonder HVZ), de bloeddruk en de body mass index (BMI) te bepalen. Daarnaast dient de huisarts de rookstatus, HVZ in de voorgeschiedenis en de familiaire belasting met HVZ na te vragen. Voor het opstellen van het cardiovasculair risicoprofiel is één indicator ontwikkeld. Over de mate waarin patiënten een volledig ingevuld risicoprofiel hebben, is het lastig informatie te verzamelen. Veel informatie staat niet systematisch bij elkaar in het Huisarts Informatie Systeem. Het is natuurlijk ook mogelijk om de afzonderlijke elementen in kaart te brengen.

Tabel 5.4 Cardiovasculair risicoprofiel

		Referentiewaarde
Indicator	Percentage HVZ-hoogrisicopatiënten met een volledig ingevuld cardiovasculair risicoprofiel	Onbekend
Teller	Aantal HVZ-hoogrisicopatiënten én een volledig ingevuld cardiovasculair risicoprofiel	
Noemer	Aantal HVZ-hoogrisicopatiënten	
Benodigde data	HVZ-hoogrisicopatiënten: diabetes (T90), hypercholesterolemie (T93), hypertensie (K86, K87), angina pectoris (K74), myocardinfarct (K75), TIA (K89), CVA (K90), PAV (K92); glucosegehalte, totaalcholesterol of totaalcholesterol/HDL-cholesterolratio, bloeddruk, BMI, rookstatus, HVZ in voorgeschiedenis, familiaire belasting HVZ	

5.3 Niet-medicamenteuze behandeling

Preventie van hart- en vaatziekten berust voor een belangrijk deel op een algemeen gezonde leefwijze: niet roken, een optimaal lichaamsgewicht, voldoende lichamelijke activiteit en gezonde voeding. De huisarts geeft alle patiënten met een verhoogd risico op of aanwezigheid van hart- en vaatziekten niet-medicamenteuze adviezen, ook als medicamenteuze behandeling nodig is. Stoppen met roken geeft van de niet-medicamenteuze adviezen veruit de belangrijkste risicodaling en geeft in het algemeen een grotere gezondheidswinst dan medicamenteuze behandeling.

Tabel 5.5 *Stoppen-met-roken-advies*

		Referentiewaarde
Indicator	Percentage HVZ-hoogrisicopatiënten dat rookt bij wie stoppen met roken is geadviseerd	Onbekend
Teller	Aantal HVZ-hoogrisicopatiënten dat rookt én een stoppen-met-roken-advies	
Noemer	Aantal HVZ-hoogrisicopatiënten dat rookt	
Benodigde data	HVZ-hoogrisicopatiënten: diabetes (T90), hypercholesterolemie (T93), hypertensie (K86, K87), angina pectoris (K74), myocardinfarct (K75), TIA (K89), CVA (K90), PAV (K92); rookgedrag; stoppen-met-roken-advies	

5.4 Medicamenteuze behandeling

Bij medicamenteuze cholesterolverlaging wordt geadviseerd statines voor te schrijven. Diverse klinische trials hebben aangetoond dat statines de kans op fatale en niet-fatale coronaire hartziekten verlagen. Deze verlaging treedt op bij alle middelen uit de groep statines. Daar over de nieuwere statines (fluvastatine, atorvastine, cerivastatine) nog geen resultaten van grootschalig vergelijkend onderzoek bekend zijn en de veiligheid van deze middelen bij langdurige behandeling nog onvoldoende is aangetoond, gaat de voorkeur uit naar middelen waarmee langer ervaring bestaat (simvastatine en pravastatine). De op dit moment lopende grote onderzoeken zullen in de toekomst meer duidelijkheid verschaffen over veiligheid en effectiviteit van de nieuwe generatie statines. De indicator beschrijft het voorschrijven van statines bij alle patiënten met HVZ of diabetes.

Bij de medicamenteuze behandeling van hypertensie wordt onderscheid gemaakt tussen patiënten met hypertensie zonder, respectievelijk met co-morbiditeit. Voor patiënten met hypertensie zonder co-morbiditeit die in aanmerking komen voor medicamenteuze behandeling, wordt het volgende behandelschema geadviseerd. Gestart wordt met diuretica. Bij on-

Tabel 5.6   Voorschrijven statines

		Referentiewaarde
Indicator	Percentage HVZ-patiënten of diabetespatiënten bij wie statines zijn voorgeschreven	Onbekend*
Teller	Aantal HVZ-hoogrisicopatiënten én voorschrift statines	
Noemer	Aantal HVZ-hoogrisicopatiënten	
Benodigde data	HVZ-patiënten: angina pectoris (K74), myocardinfarct (K75), TIA (K89), CVA (K90), PAV (K92); patiënten met diabetes mellitus (T90); voorschriften statines	

* De referentiewaarde voor het voorschrijven van statines bij patiënten met hypercholesterolemie (T93) is 66,3% (s.d. = 19,8); bron: Tweede Nationale Studie, MIND[10]

voldoende effect van alleen diuretica wordt een bètablokker aan de medicatie toegevoegd. Bij onvoldoende effect van diuretica in combinatie met bètablokkers wordt een remmer van het renine-angiotensinesysteem (RAS-remmer) aan de medicatie toegevoegd. Aanbevolen wordt niet meer dan drie soorten antihypertensiva tegelijkertijd voor te schrijven, ook als de streefwaarde < 140 mmHg systolisch (of < 160 mmHg bij gezonde zestigplussers) niet geheel wordt bereikt. Alleen als het gebruik van een van bovengenoemde drie soorten middelen door contra-indicaties of bijwerkingen op bezwaren stuit en er sprake is van onvoldoende bloeddrukdaling, wordt een langwerkende calciumantagonist aan de medicatie toegevoegd. Door bijkomende aandoeningen kan het gebruik van bepaalde groepen antihypertensiva minder of juist meer gewenst zijn. Dat geldt vooral als er ook sprake is van cardiovasculaire co-morbiditeit zoals coronair lijden (angina pectoris of myocardinfarct) of hartfalen. Ook bij gelijktijdige aanwezigheid van astma of COPD en recidiverende jicht geldt een andere voorkeursvolgorde (box 5.1).

Box 5.1   Overzicht medicatiekeuze bij co-morbiditeit[3]

	eerste keus	tweede keus	derde keus
Geen co-morbiditeit of diabetes mellitus	thiazide	bètablokker	RAS-remmer*
Coronair lijden (zonder hartfalen)	bètablokker	thiazide	RAS-remmer*
Hartfalen	thiazide met RAS-remmer*	bètablokker	Ca-antagonist
Astma/COPD	thiazide	RAS-remmer*	Ca-antagonist
Recidiverende jicht	bètablokker	RAS-remmer*	Ca-antagonist

* RAS-remmer: ACE-remmer of, als die prikkelhoest veroorzaakt, een angiotensine-II-antagonist.

Tabel 5.7 Voorschrijven diuretica (eerste keus)

		Referentiewaarde
Indicator	Percentage patiënten met hypertensie, zonder jicht of coronair lijden, bij wie diuretica zijn voorgeschreven, indien antihypertensiva zijn toegepast	32,5%
Teller	Aantal patiënten met hypertensie, zonder jicht of coronair lijden, én voorschrift diuretica	
Noemer	Aantal patiënten met hypertensie, zonder jicht of coronair lijden, én antihypertensiva	s.d. = 12,7
Benodigde data	Patiënten met hypertensie (K86, K87); patiënten met jicht of coronair lijden; voorschriften diuretica, bètablokkers, RAS-remmers, langwerkende calcium-antagonisten	

Bron: Tweede Nationale Studie, MIND[10]

De huisarts dient bij angina pectoris, PAV en TIA preventief trombocytenaggregatieremmers voor te schrijven ter preventie van een recidief en sterfte aan hart- en vaatziekten. Ook bij patiënten met een myocardinfarct of een CVA worden trombocytenaggregatieremmers aanbevolen. Voor het voorschrijven van trombocytenaggregatieremmers bij patiënten met een hart- en vaatziekte kan één indicator worden gebruikt voor de hele groep, maar uit data blijkt dat er grote verschillen zijn in het voorschrijven bij verschillende ziektebeelden. Daarom is er hier voor gekozen om ze apart te presenteren. Voor myocardinfarct en CVA zijn de richtlijnen recentelijk uitgebracht. Indicatoren over het voorschrijven van trombocytenaggregatieremmers zijn voor myocardinfarct en CVA qua formulering vergelijkbaar met die van angina pectoris.

Tabel 5.8 Voorschrijven trombocytenaggregatieremmers bij angina pectoris

		Referentiewaarde
Indicator	Percentage patiënten met angina pectoris bij wie trombocytenaggregatieremmers zijn voorgeschreven	27,4%
Teller	Aantal patiënten met angina pectoris en voorschrift trombocytenaggregatieremmers	
Noemer	Aantal patiënten met angina pectoris	s.d. = 12,7
Benodigde data	Patiënten met angina pectoris (K74); voorschriften trombocytenaggregatieremmers	

Bron: Tweede Nationale Studie, MIND[10]

Tabel 5.9 Voorschrijven trombocytenaggregatieremmers bij een TIA

		Referentiewaarde
Indicator	Percentage patiënten met TIA bij wie trombocyten-aggregatieremmers zijn voorgeschreven	57,5%
Teller	Aantal patiënten met een TIA en voorschrift trombocyten-aggregatieremmers	
Noemer	Aantal patiënten met een TIA	s.d. = 23,0
Benodigde data	Patiënten met TIA (K89); voorschriften trombocyten-aggregatieremmers	

Bron: *Tweede Nationale Studie*, MIND[10]

Tabel 5.10 Voorschrijven trombocytenaggregatieremmers bij perifeer arterieel vaatlijden (PAV)

		Referentiewaarde
Indicator	Percentage patiënten met PAV bij wie trombocyten-aggregatieremmers zijn voorgeschreven	18,3%
Teller	Aantal patiënten met PAV en voorschrift trombocyten-aggregatieremmers	
Noemer	Aantal patiënten met PAV	s.d. = 17,5
Benodigde data	Patiënten met PAV (K92); voorschriften trombocyten-aggregatieremmers	

Bron: *Tweede Nationale Studie*, MIND[10]

5.5 Uitkomsten

Voor het risicomanagement van hart- en vaatziekten worden twee uitkomstindicatoren gedefinieerd. De eerste betreft het cholesterolgehalte. We hanteren een streefwaarde van 5,0 mmol/l voor totaalcholesterol voor HVZ-patiënten of diabetespatiënten bij wie statines zijn voorgeschreven.

De streefwaarden bij medicamenteuze behandeling van hypertensie zijn een systolische bloeddruk < 140 mmHg (of < 160 mmHg bij verder gezonde zestigplussers (zonder HVZ, diabetes mellitus of familiaire hypercholesterolemie)) en een diastolische bloeddruk < 90 mmHg.

Tabel 5.11 Cholesterolgehalte lager dan 5,0 mmol/l

		Referentiewaarde
Indicator	Percentage HVZ-patiënten of diabetespatiënten met een voorschrift statine waarbij de streefwaarde voor het cholesterolgehalte is bereikt	Onbekend*
Teller	Aantal HVZ-patiënten of diabetespatiënten en een voorschrift statine met cholesterolgehalte lager dan 5,0 mmol/l	
Noemer	Aantal patiënten met HVZ of diabetes mellitus en een voorschrift statine	
Benodigde data	HVZ-patiënten: angina pectoris (K74), myocardinfarct (K75), TIA (K89), CVA (K90), PAV (K92); patiënten met diabetes mellitus (T90); voorschriften statines; cholesterolgehalte	

* De referentiewaarde voor het bereiken van de streefwaarde van het cholesterolgehalte bij diabetespatiënten is 56,5% (s.d. = 10,1); bron: Diabetespas-onderzoek[11]

Tabel 5.12 Systolische bloeddruk onder de 140 mmHg en diastolische bloeddruk onder de 90 mmHg bij patiënten van 60 jaar of jonger en bij patiënten ouder dan 60 jaar met verhoogd risico

		Referentiewaarde
Indicator	Percentage patiënten ≤ 60 jaar, en patiënten > 60 jaar met HVZ, diabetes mellitus of familiaire hypercholesterolemie, die hypertensie hebben en antihypertensiva krijgen voorgeschreven met bereikte streefwaarden voor de systolische en diastolische bloeddruk	Onbekend
Teller	Aantal patiënten ≤ 60 jaar, en patiënten > 60 jaar met HVZ, diabetes mellitus of familiaire hypercholesterolemie, die hypertensie hebben én voorschrift antihypertensiva met systolische bloeddrukwaarde onder de 140 mmHg en diastolisch onder de 90 mmHg	
Noemer	Aantal patiënten ≤ 60 jaar, en patiënten > 60 jaar met HVZ, diabetes mellitus of familiaire hypercholesterolemie, die hypertensie hebben én voorschrift antihypertensiva	
Benodigde data	Patiënten met hypertensie (K86/87); patiënten met HVZ (angina pectoris (K74), myocardinfarct (K75), TIA (K89), CVA (K90), PAV (K92)), diabetes mellitus (T90) of familiaire hypercholesterolemie; voorschriften antihypertensiva; bloeddrukwaarden; leeftijd patiënt	

Tabel 5.13 *Systolische bloeddruk onder de 160 mmHg en diastolische bloeddruk onder de 90 mmHg bij verder gezonde zestigplussers*

		Referentiewaarde
Indicator	Percentage patiënten > 60 jaar zonder HVZ, diabetes mellitus of familiaire hypercholesterolemie die hypertensie hebben en antihypertensiva krijgen voorgeschreven, met bereikte streefwaarden voor de systolische en diastolische bloeddruk	Onbekend
Teller	Aantal patiënten > 60 jaar zonder HVZ, diabetes mellitus of familiaire hypercholesterolemie die hypertensie hebben én voorschrift antihypertensiva met systolische bloeddrukwaarde onder de 160 mmHg en diastolisch onder de 90 mmHg	
Noemer	Aantal patiënten > 60 jaar zonder HVZ, diabetes mellitus of familiaire hypercholesterolemie die hypertensie hebben én voorschrift antihypertensiva	
Benodigde data	Patiënten met hypertensie (K86/87); patiënten met HVZ (angina pectoris (K74), myocardinfarct (K75), TIA (K89), CVA (K90), PAV (K92)), diabetes mellitus (T90) of familiaire hypercholesterolemie; voorschriften antihypertensiva; bloeddrukwaarden; leeftijd patiënt	

5.6 Nieuwe ontwikkelingen

Op het gebied van cardiovasculair risicomanagement zijn veel nieuwe ontwikkelingen gaande, zowel op het gebied van medicatie als op het gebied van streefwaarden. De indicatoren die hier zijn beschreven, zijn ontwikkeld voor dit moment en dienen te worden aangepast als nieuwe richtlijnen gelden.

Referenties

1. Rutten GEHM, Verhoeven S, Heine RJ, de Grauw WJC, Cromme PVM, Reenders K, et al. NHG-Standaard Diabetes mellitus type 2. Eerste herziening. Huisarts Wet 1999;42:67-84.
2. Thomas S, Weijden T van der, Drenth BB van, Haverkort AFM, Hooi JD, Laan JR van der. NHG-Standaard Cholesterol. Eerste herziening. Huisarts Wet 1999;42:406-417.
3. Walma EP, Thomas S, Prins A, Grundmeyer HGLM, Laan JR van der, Wiersma Tj. NHG-Standaard Hypertensie. Derde herziening. Huisarts Wet 2003;46:435-49.
4. Rutten FH, Bohnen AM, Schreuder BP, Pupping MDA, Bouma M. NHG-Standaard Stabiele angina pectoris. Tweede herziening. Huisarts Wet 2004;47:83-95.
5. Grundmeijer HGLM, Bentum STB van, Rutten FH, Bakx JC, Hendrick JMA, Bouma M, et al. NHG-Standaard Beleid na een doorgemaakt myocardinfarct. Huisarts Wet 2005;48:in druk.

6. Binsbergen JJ van, Verhoeven S, Bentum STB van, Schuling J, Beusmans GHMI, Pleumeekers HJCM, et al. NHG-Standaard TIA. Eerste herziening. Huisarts Wet 2004;47:458-67.
7. Verhoeven S, Beusmans GHMI, Bentum STB van, Binsbergen JJ van, Pleumeekers HJCM, Schuling J, et al. NHG-Standaard CVA. Huisarts Wet 2004;47:509-520.
8. Bartelink ML, Stoffers HEJH, Boutens EJ, Hooi JD, Kaiser V, Boomsma LJ. NHG-Standaard Perifeer arterieel vaatlijden. Eerste herziening. Huisarts Wet 2003;46:848-58.
9. Linden M van der, Westert GP, Bakker DH de, Schellevis FG. Tweede Nationale Studie naar ziekten en verrichtingen in de huisartspraktijk. Klachten en aandoeningen in de bevolking en in de huisartsenpraktijk. Utrecht/Bilthoven: NIVEL/RIVM 2004.
10. Braspenning JCC, Schellevis FG, Grol RPTM. Tweede Nationale Studie naar ziekten en verrichtingen in de huisartspraktijk. Kwaliteit huisartsenzorg belicht. Nijmegen/Utrecht: WOK/NIVEL, 2004.
11. Avendonk M van, Dijkstra R, Braspenning J, Grauw W de, Grol R. Adherence to guidelines and potential for improvement of diabetic care in primary care practices. Munich: Abstract St Vincent Declaration Group, 2004.

Hoofdstuk 6

HARTFALEN

M.S. van Roosmalen en J. van Lieshout

Hartfalen (decompensatio cordis) is een klinisch syndroom dat ontstaat door een verminderde pompfunctie van het hart. Hartfalen wordt gekarakteriseerd door dyspnoe of moeheid bij normale of geringe inspanning of in rust, en door vochtretentie.[1] Hypertensie en een myocardinfarct vormen de belangrijkste risicofactoren voor het optreden van hartfalen.

6.1 Prevalentie

Hartfalen vormt een almaar groeiend probleem. Oorzaken zijn de vergrijzing en de verbeterde overlevingskansen van patiënten met coronaire hartziekten. De prevalentie neemt toe met de leeftijd: het merendeel van de patiënten met hartfalen in de huisartsenpraktijk is ouder dan 65 jaar.

Het diagnosticeren van hartfalen in de huisartsenpraktijk is niet eenvoudig. In de huisartsenpraktijk wordt bij een aantal patiënten de diagnose hartfalen ten onrechte niet gesteld. Ook geldt dat bij een aantal patiënten de diagnose hartfalen wordt gesteld, terwijl er geen sprake is van hartfalen. In de huisartsenpraktijk komt dus zowel onder- als overdiagnostiek voor. De prevalentie-indicator is van belang om de variatie in prevalentie tussen praktijken ter discussie te stellen.

Tabel 6.1 Prevalentie hartfalen

ICPC	omschrijving	per 1000 patiënten	95% BI van	95% BI tot	mannen	vrouwen
K77	alle leeftijden 45- 64 jaar 65- 74 jaar 75 jaar en ouder	7,4	6,7	8,1	6,7 3,9 25,9 95,2	8,1 2,0 17,8 87,4
Benodigde data	Patiënten met hartfalen (K77); omvang praktijkpopulatie; geslacht en leeftijd patiënt					
Bron: Tweede Nationale Studie[2]						

6.2 Diagnostiek

Er bestaat geen gouden standaard voor het stellen van de diagnose hartfalen. De huisarts gebruikt voor de diagnostiek een combinatie van gegevens uit de voorgeschiedenis, anamnese en lichamelijk onderzoek. Bij de waarschijnlijkheidsdiagnose hartfalen wordt aanvullend onderzoek verricht ter bevestiging van de diagnose en om de oorzaak vast te stellen. Bij alle patiënten wordt een ECG gemaakt en laboratoriumonderzoek verricht. In de oude NHG-Standaard werd alleen aanvullend diagnostisch onderzoek aanbevolen als er na de anamnese en lichamelijk onderzoek onduidelijkheid was over de oorzaak van de afname van het inspanningsvermogen.

Tabel 6.2 Aanvragen ECG

		Referentiewaarde
Indicator	Percentage nieuwe patiënten met hartfalen waarbij een ECG is aangevraagd	Onbekend
Teller	Aantal nieuwe patiënten met hartfalen én een ECG-aanvraag	
Noemer	Aantal nieuwe patiënten met hartfalen	
Benodigde data	Nieuwe patiënten met hartfalen (K77); ECG-aanvragen	

6.3 Medicamenteuze behandeling

De basistherapie van hartfalen bestaat uit diuretica en ACE-remmers. Volgende medicamenteuze stappen zijn afhankelijk van de klachten. Diuretica zijn van belang voor een snelle vermindering van de symptomen. ACE-remmers, toegevoegd aan diuretica, hebben hun waarde met name bewezen voor de behandeling van hartfalen op langere termijn. In de oude NHG-Standaard werden alleen ACE-remmers toegevoegd als een patiënt met een standaarddosering diuretica niet klachtenvrij werd.

Tabel 6.3 Voorschrijven diuretica en ACE-remmers

		Referentiewaarde
Indicator	Percentage patiënten met hartfalen waarbij diuretica en ACE-remmers zijn voorgeschreven	Recente gegevens onbekend
Teller	Aantal patiënten met hartfalen én voorschriften diuretica en ACE-remmers	
Noemer	Aantal patiënten met hartfalen	
Benodigde data	Patiënten met hartfalen (K77); voorschriften diuretica, ACE-remmers	

6.4 Controle

Bij patiënten met hartfalen zijn frequente controles noodzakelijk, zowel in de diagnostische fase als bij het instellen op medicatie. Exacte richtlijnen voor de controlefrequentie zijn niet te geven. De frequentie is afhankelijk van de individuele situatie. De medicamenteuze behandeling van hartfalen kan leiden tot een vermindering van de nierfunctie en een verstoring van de elektrolytenhuishouding. Daarom is het van belang bij alle patiënten met hartfalen ten minste eenmaal per zes maanden creatinine, kalium en natrium te bepalen. Bij afwijkingen van deze bepalingen boven of beneden een bepaalde waarde, dient de medicatie te worden bijgesteld. Om het ingevoerde beleid inzake de controle in kaart te brengen wordt gekeken naar de creatininebepaling.

Tabel 6.4 Bepaling creatinine

		Referentiewaarde
Indicator	Percentage patiënten met hartfalen waarbij halfjaarlijks creatinine is bepaald	77,9%
Teller	Aantal patiënten met hartfalen en ten minste eenmaal een creatininebepaling in het afgelopen halfjaar	
Noemer	Aantal patiënten met hartfalen	s.d. = 24,3
Benodigde data	Patiënten met hartfalen (K77); creatininebepalingen	

Bron: Tweede Nationale Studie, MIND[3]. Gegevens over voorkomen in drie maanden in 79 praktijken. Voor alle patiënten met hartfalen is gevraagd of creatinine is bepaald in het afgelopen halfjaar. Dus zowel bij patiënten die in de diagnostische fase zitten of in de periode van instellen met medicatie als bij patiënten in een stabielere situatie

Referenties

1. Rutten FH, Walma EP, Kruizinga GI, Bakx HCA, Lieshout J van. NHG-standaard Hartfalen. Huisarts Wet 2005;48:64-76.
2. Linden M van der, Westert GP, Bakker DH de, Schellevis FG. Tweede Nationale Studie naar ziekten en verrichtingen in de huisartspraktijk. Klachten en aandoeningen in de bevolking en in de huisartsenpraktijk. Utrecht/Bilthoven: NIVEL/RIVM, 2004.
3. Braspenning JCC, Schellevis FG, Grol RPTM. Tweede Nationale Studie naar ziekten en verrichtingen in de huisartspraktijk. Kwaliteit huisartsenzorg belicht. Nijmegen/Utrecht: WOK/NIVEL, 2004.

Hoofdstuk 7

ASTMA EN COPD

B.P.A. Thoonen en B.G.M. Kolnaar

Astma en COPD zijn obstructieve longaandoeningen. Dat wil zeggen dat bij deze aandoeningen de ademhaling beperkt wordt door een vernauwing (obstructie) van de luchtwegen. De huisarts is vaak degene die met de eerste symptomen geconfronteerd wordt en de diagnose stelt. Ook behandeling en begeleiding van mensen met astma of COPD vindt grotendeels in de huisartsenpraktijk plaats. De prevalentie van astma (ICPC-code R96) in de huisartsenpraktijk is 26,1 per 1000 patiënten per jaar en die van COPD (ICPC-code R95) 11,0 per 1000 patiënten per jaar.[1,a]

Er zijn vier NHG-Standaarden: Astma bij kinderen, Astma en COPD: diagnostiek, Astma bij volwassenen: behandeling en COPD: behandeling.[2-5] De indicatoren uit dit hoofdstuk zijn afgeleid uit deze vier Standaarden. De NHG-Standaard Astma bij kinderen geeft richtlijnen voor de leeftijdsgroep 0-12 jaar (bij de indicatoren 'kinderen' genoemd). De overige standaarden geven richtlijnen voor mensen van twaalf jaar en ouder (bij de indicatoren 'volwassenen' genoemd).

Box 7.1 *Globale verschillen tussen astma en COPD*[2]

	astma	COPD
Risicofactor	atopie	roken
Voorkomen	alle leeftijden	> 40 jaar
Beloop	overwegend gunstig	geleidelijk progressief
Levensverwachting	overwegend normaal	verminderd
Diagnostiek	piekstroommeting of spirometrie	spirometrie
Reversibiliteit na bronchusverwijding	aanwezig	afwezig
Longfunctie	(vrijwel) normaal bij optimaal beleid	verminderd, ook bij optimaal beleid

7.1 Astma bij kinderen

De richtlijnen voor diagnostiek en behandeling van astma bij kinderen wijken op een aantal aspecten af van die bij volwassenen. De diagnostische mo-

---

a   In sommige praktijken wordt – ten onrechte – ook de ICPC-code R91 (chronische bronchitis/bronchiëctasieën) gebruikt om COPD aan te duiden.

gelijkheden zijn (vooral bij jonge kinderen) beperkt. De behandelingsmogelijkheden zijn, vooral bij de jongste groep kinderen, veelal minder wetenschappelijk onderbouwd. De niet-medicamenteuze begeleiding vindt in de regel via de ouders plaats. Daarom is voor deze leeftijdsgroep een aparte NHG-Standaard uitgegeven. Deze standaard maakt onderscheid tussen twee leeftijdscategorieën: de groep kinderen van 0-4 jaar en de groep van 4-12 jaar. In de eerste groep is vaak sprake van diagnostische onzekerheid. De behandeling wordt in deze leeftijdsgroep meestal eerst als proefbehandeling gegeven.

DIAGNOSTIEK

De belangrijkste bronnen voor het vaststellen van astma bij kinderen zijn de anamnese en het aanvullend onderzoek. Kenmerkend in de anamnese is het intermitterende beloop. De belangrijkste aanvullende testen zijn het meten van de piekstroomvariabiliteit en het verrichten van de RAST-test om allergie op te sporen. Bij kinderen onder de 4 jaar zijn deze onderzoeken veelal onvoldoende betrouwbaar. Daarom is bij deze groep vaak sprake van diagnostische onzekerheid. Bij hen zal de huisarts meestal moeten volstaan met het stellen van een symptoomdiagnose 'recidiverend hoesten, piepen en/of vol zitten', waarbij astma waarschijnlijker is bij aanwezigheid van constitutioneel eczeem bij het kind zelf of een atopische aandoening bij een eerstegraads familielid.[5]

Twee indicatoren zijn geformuleerd ten aanzien van de diagnostiek. Om het succes van het opsporen in de huisartsenpraktijk van kinderen met astma te bepalen wordt de prevalentie vastgesteld. Bij kinderen jonger dan 4 jaar moet men rekening houden met de beschreven diagnostische onzekerheid. Als alleen een symptoomdiagnose wordt gesteld, zonder registratie van ICPC-code R96, kan de prevalentie van astma lager worden. De indicator wordt specifieker door te kijken binnen leeftijdsgroepen en naar verschillen tussen mannen en vrouwen.

Tabel 7.1 Prevalentie astma bij kinderen

ICPC	omschrijving	per 1000 patiënten	95% BI van	tot	mannen	vrouwen
R96	alle leeftijden jonger dan 1 jaar 1-4 jaar 5-14 jaar	26,1	23,7	28,5	24,7 139,7 66,4 44,3	27,5 81,7 43,5 33,1
Benodigde data	Patiënt met diagnose astma (R96); omvang praktijkpopulatie; geslacht en leeftijd patiënt					
Bron: Tweede Nationale Studie[1]						

De kinderen met een diagnose astma zouden ooit een RAST-test hebben moeten ondergaan. De tweede indicator betreft daarom het bekend zijn van de allergiestatus bij de kinderen van 4 tot 12 jaar. De leeftijdsbepaling is ingebracht, omdat de zekerheid over de diagnose binnen deze groep het grootst is.

Tabel 7.2 *Allergiebepaling verricht bij kinderen met astma*

		Referentiewaarde
Indicator	Percentage kinderen van 4-12 jaar met astma waarvan de allergiestatus bekend is	Onbekend
Teller	Aantal kinderen van 4-12 jaar met astma en bekende allergiestatus	
Noemer	Aantal kinderen van 4-12 jaar met astma	
Benodigde data	Patiënten met diagnose astma (R96); leeftijd; allergiestatus	

Tabel 7.3 *Bevestiging diagnose astma bij kinderen door meting van de piekstroomvariabiliteit of spirometrie*

		Referentiewaarde
Indicator	Percentage kinderen van 4-12 jaar met astma waarbij de diagnose is bevestigd door meting van de piekstroomvariabiliteit of door spirometrie	Onbekend
Teller	Aantal kinderen van 4-12 jaar met astma waarbij ooit de piekstroomvariabiliteit is gemeten of spirometrie is verricht	
Noemer	Aantal kinderen van 4-12 jaar met astma	
Benodigde data	Patiënten met diagnose astma (R96); leeftijd; meting piekstroomvariabiliteit of spirometrie	

STREEFDOELEN VAN DE BEHANDELING

Doel van de behandeling volgens de NHG-Standaard is een normaal leefpatroon met een normaal inspanningsvermogen en het bereiken van een optimale longfunctie, zonder of met zo weinig mogelijk klachten, al dan niet met medicatie in een zo laag mogelijke dosering en toedieningsfrequentie en met zo weinig mogelijk bijwerkingen. Voor het bereiken van deze streefdoelen geeft de richtlijn zowel niet-medicamenteuze adviezen als medicamenteuze adviezen.

NIET-MEDICAMENTEUZE ADVIEZEN

De niet-medicamenteuze behandeling richt zich op het vermijden van uitlokkende prikkels. Bij kinderen zijn de belangrijkste adviezen niet te roken (in de omgeving van het kind of door het kind zelf) en – bij vermoeden van een allergie daarvoor – thuis geen harige huisdieren te houden. Bij een aangetoonde allergie voor huisstofmijt kan saneren zinvol zijn.

Tabel 7.4 *Expositie tabaksrook bekend bij kinderen met astma*

		Referentiewaarde
Indicator	Percentage kinderen van 0-12 jaar met astma, waarvan expositie aan tabaksrook bekend is	Onbekend
Teller	Aantal kinderen van 0-12 jaar met astma en bekendheid met status over expositie aan tabaksrook	
Noemer	Aantal kinderen van 0-12 jaar met astma	
Benodigde data	Patiënten met diagnose astma (R96); leeftijd; status expositie tabaksrook	

Voor bovenstaande indicator geldt dat de huidige status bekend moet zijn. Dit is te realiseren door in de huisartsenpraktijk jaarlijks de expositie aan tabaksrook in kaart te brengen.

Tabel 7.5 *Ooit saneringsadvies gegeven voor kinderen met astma én een allergie*

		Referentiewaarde
Indicator	Percentage kinderen van 0-12 jaar met astma én een allergie, die een saneringsadvies hebben gekregen	Onbekend
Teller	Aantal kinderen van 0-12 jaar met astma én een allergie die ooit een saneringadvies hebben gekregen	
Noemer	Aantal kinderen van 0-12 jaar met astma én een allergie	
Benodigde data	Patiënten met diagnose astma (R96); leeftijd; status saneringsadvies; allergiestatus	

MEDICAMENTEUZE ADVIEZEN

Astma wordt veroorzaakt door een chronische ontstekingsreactie van de bronchiaalboom. Onderhoudsbehandeling met corticosteroïden is bij frequente klachten de hoeksteen van de medicamenteuze therapie.[6] De plaats van cromoglicinezuur is beperkt omdat het bij kinderen onder de 4 jaar niet werkzaam lijkt te zijn en het middel bij oudere kinderen minder effectief is dan inhalatiecorticosteroïden.[5] Aanvullend wordt een symptomatische behandeling met bèta-2-sympaticomimetica voorgeschreven. Inhalatietherapie heeft de voorkeur boven orale toediening vanwege directe en selectieve werking op de longen. De onderstaande indicator zou idealiter alleen moeten gaan over kinderen met frequente klachten van astma. Aangezien dit gegeven vaak niet eenvoudig uit een HIS is te halen, is gekozen voor deze wat grovere indicator.

In het geval van een exacerbatie kan de behandeling worden uitgebreid met een prednison-stootkuur. Een alternatief is het maximaliseren van de dosering inhalatiecorticosteroïden. Voor antibiotica is alleen plaats bij de behandeling van (secundaire) bacteriële infecties. Het verkrijgen van direct diagnostisch bewijs voor een bacteriële infectie is veelal een moeilijke zaak. De aanwezigheid van koorts en de mate van ziek zijn vormen de indirecte aanwijzingen.[8] In voorkomende gevallen kan een exacerbatie aanleiding geven tot een (spoed)verwijzing naar de specialist (kinderarts of longarts). Vanwege het ontbreken van een eenduidige definitie worden exacerbaties op dit moment nog niet systematisch vastgelegd in het Huisartsen Informatie Systeem. Om deze reden wordt afgezien van een kwaliteitsindicator voor het aantal exacerbaties in deze patiëntenpopulatie en ook voor de volwassen astmapatiënten en de COPD-patiënten.

Tabel 7.6 Voorschrijven van inhalatiecorticosteroïden bij kinderen vanaf 4 jaar met astma

		Referentiewaarde
Indicator	Percentage kinderen van 4-12 jaar met astma aan wie inhalatiecorticosteroïden zijn voorgeschreven	56,1%
Teller	Aantal kinderen van 4-12 jaar met astma én voorschrift van inhalatiecorticosteroïden	
Noemer	Aantal kinderen van 4-12 jaar met astma en astma-medicatie (inhalatiecorticosteroïden, bèta-2-sympaticomimetica, parasympathicolytica)	s.d. = 22,1
Benodigde data	Patiënten met diagnose astma (R96); leeftijd; voorschrift inhalatiecorticosteroïden, bèta-2-sympaticomimetica, parasympathicolytica	

Bron: *Tweede Nationale Studie*, MIND[7]

7.2 Astma en COPD bij volwassenen: diagnostiek

Voor het stellen van de diagnose astma en COPD in de huisartsenpraktijk is het meten van twee fenomenen vereist: luchtwegobstructie en reversibiliteit van deze obstructie.[7] Het diagnostisch onderscheid tussen astma en COPD wordt mede gemaakt op basis van de reversibiliteitstest. Afwezigheid van reversibiliteit (bij aangetoonde obstructie) bevestigt de diagnose COPD. Voor het meten van obstructie en reversibiliteit zijn twee instrumenten beschikbaar, de piekstroommeter en de spirometer. Omdat het maken van onderscheid tussen de diagnose astma of COPD zonder spirometrie niet mogelijk is, heeft spirometrie de voorkeur voor het meten van obstructie en reversibiliteit.

De waarde van spirometrie bij het vervolgen van het beloop van astma en COPD is nog onduidelijk. De NHG-Standaard adviseert bij astma in sommige gevallen piekstroomwaarden als controlemetingen te gebruiken en FEV1-waarden bij matig ernstig persisterend astma.[3]

Tabel 7.7 Bevestiging diagnose astma bij volwassenen door spirometrie

		Referentiewaarde
Indicator	Percentage COPD-patiënten waarbij de diagnose is bevestigd door spirometrie	Onbekend
Teller	Aantal COPD-patiënten waarbij ooit spirometrie is verricht	
Noemer	Aantal COPD-patiënten	
Benodigde data	Patiënten met diagnose COPD (R95); leeftijd; spirometrie	

Tabel 7.8 Bevestiging diagnose COPD door spirometrie

		Referentiewaarde
Indicator	Percentage volwassen astmapatiënten waarbij de diagnose is bevestigd door spirometrie	Onbekend
Teller	Aantal volwassen astmapatiënten waarbij ooit spirometrie is verricht	
Noemer	Aantal volwassen astmapatiënten	
Benodigde data	Patiënten met diagnose astma (R96); leeftijd; spirometrie	

Op basis van consensus adviseert de NHG-Standaard jaarlijks de FEV1 te meten om zicht te houden op de ernst van de aandoening en om het beleid ten aanzien van het stoppen met roken te ondersteunen.[4]

Tabel 7.9 Spirometrie ten behoeve van follow-up COPD

		Referentiewaarde
Indicator	Percentage COPD-patiënten waarbij spirometrie is verricht	Onbekend
Teller	Aantal COPD-patiënten met spirometrie	
Noemer	Aantal COPD-patiënten	
Benodigde data	Patiënten met diagnose COPD (R95); leeftijd; spirometrie	

De waarde van FEV1-meting voor follow-up staat ter discussie.9 In de meer recent ontwikkelde CBO-richtlijn Ketenzorg COPD wordt aanbevolen om (althans tijdens een stabiele fase van milde COPD) de controles eens per drie jaar aan te vullen met spirometrie. De huidige wetenschappelijke kennis is ontoereikend om een gefundeerde uitspraak te doen over de meest optimale inzet van spirometrie bij het controlebeleid van COPD.

7.3 Astma bij volwassenen: behandeling

De NHG-Standaard voor de behandeling van astma bij volwassenen omschrijft de volgende streefdoelen van de behandeling:
- geen of weinig klachten;
- een acceptabele nachtrust;
- (vrijwel) normale dagelijkse activiteiten;
- zo weinig mogelijk hinder van interventies;
- weinig of geen bijwerkingen van de medicatie;
- voorkomen of tijdig behandelen van exacerbaties;
- optimale longfunctie.

Onder een exacerbatie wordt een periode verstaan met toegenomen dyspnoe (soms met hoesten of slijm opgeven), waarvoor contact is gezocht met de huisarts. In de meeste gevallen gaat het om lichte en matig ernstige exacerbaties waarbij geen dyspnoe in rust of respiratoire insufficiëntie optreedt.

Voor het bereiken van deze streefdoelen geeft de standaard zowel medicamenteuze als niet-medicamenteuze adviezen.

NIET-MEDICAMENTEUZE ADVIEZEN

De niet-medicamenteuze interventies bestaan uit patiëntenvoorlichting en het vermijden van factoren of prikkels, die kunnen leiden tot ontregeling van astma. De belangrijkste niet-medicamenteuze maatregel is het stoproken-advies. Om dit advies te kunnen geven moet de rookstatus bekend zijn. Daarom zijn de volgende twee indicatoren geformuleerd.

Tabel 7.10 Rookstatus bekend bij volwassenen met astma

		Referentiewaarde
Indicator	Percentage astmapatiënten ouder dan 12 jaar waarvan de rookstatus bekend is	Onbekend
Teller	Aantal astmapatiënten ouder dan 12 jaar en met bekende rookstatus	
Noemer	Aantal astmapatiënten ouder dan 12 jaar	
Benodigde data	Patiënten met diagnose astma (R96); leeftijd; rookstatus	

Tabel 7.11 Stop-roken-advies bij volwassenen met astma

		Referentiewaarde
Indicator	Percentage rokende astmapatiënten ouder dan 12 jaar aan wie een stop-roken-advies is gegeven	Onbekend
Teller	Aantal rokende astmapatiënten ouder dan 12 jaar en met een stop-roken-advies	
Noemer	Aantal rokende astmapatiënten ouder dan 12 jaar	
Benodigde data	Patiënten met diagnose astma (R96); leeftijd; rookstatus; stop-roken-advies	

MEDICAMENTEUZE BEHANDELING

De medicamenteuze behandeling van astma bij volwassenen is gebaseerd op twee peilers: remmen van inflammatie en bestrijden van symptomen.[9] Dit betekent dat de medicamenteuze behandeling van astma bij veel patiënten een combinatie is van onderhoudsbehandeling en incidentele (symptoom)behandeling. De huidige NHG-Standaard adviseert een onderhoudsbehandeling met inhalatiecorticosteroïden bij alle patiënten die over een periode van twee tot vier weken twee of meer bronchusverwijdende inhalaties per dag gebruiken. De orale corticosteroïden zijn gereserveerd voor kortdurende intensieve behandeling van exacerbaties. In voorkomende gevallen kan een exacerbatie aanleiding zijn tot een (acute) verwijzing naar de specialist.

Bij het voorschrijven van symptomatische therapie heeft de arts de keuze uit kortwerkende en langwerkende bronchusverwijders. Als eerste keus adviseert de NHG-Standaard een kortwerkende bronchusverwijder. Pas als bij een onderhoudsbehandeling met een zogenaamde matige dosis inhalatiecorticosteroïden dagelijks gebruik van kortwerkende bronchusverwijders nood-

Tabel 7.12 Voorschrijven van inhalatiecorticosteroïden bij volwassenen met astma

		Referentiewaarde
Indicator	Percentage astmapatiënten ouder dan 12 jaar aan wie inhalatiecorticosteroïden zijn voorgeschreven	47,0%
Teller	Aantal astmapatiënten ouder dan 12 jaar en met een voorschrift corticosteroïden	
Noemer	Aantal astmapatiënten ouder dan 12 jaar met astmamedicatie (inhalatiecorticosteroïden, bèta-2-sympaticomimetica, parasympathicolytica)	s.d. = 14,4
Benodigde data	Patiënten met diagnose astma (R96); leeftijd; voorschriften inhalatiecorticosteroïden, bèta-2-sympaticomimetica, parasympathicolytica	

Bron: Tweede Nationale Studie, MIND[7]

zakelijk blijft, of niet tot voldoende symptoomcontrole leidt, kan toevoeging van een langwerkende bronchusverwijder worden overwogen. Idealiter zou onderstaande indicator alleen moeten gaan over patiënten die frequent bronchusverwijdende inhalatie gebruiken. Omdat het vaak niet eenvoudig is om dit uit een HIS te krijgen, is gekozen voor deze wat grovere indicator.

7.4 COPD: behandeling

De behandeldoelen van COPD kunnen worden gesplitst in korte- en langetermijndoelen. Kortetermijndoelen zijn het verminderen van de klachten, verbeteren van het inspanningsvermogen, verbeteren van de longfunctie en voorkómen van exacerbaties. Het doel van de behandeling op de langere termijn is het voorkómen of vertragen van een versnelde achteruitgang van de longfunctie, uitstellen of voorkómen van complicaties en invaliditeit en het verbeteren van aan de ziekte gerelateerde kwaliteit van leven.[9] Voor het bereiken van deze doelen geeft de NHG-Standaard zowel medicamenteuze als niet-medicamenteuze adviezen.

NIET-MEDICAMENTEUZE ADVIEZEN

Roken is de voornaamste risicofactor bij COPD.[11] Blootstelling aan tabaksrook veroorzaakt een irreversibele beschadiging van het longweefsel. Daar-

Tabel 7.13 Rookstatus bekend bij COPD-patiënten

		Referentiewaarde
Indicator	Percentage COPD-patiënten van wie de rookstatus bekend is	Onbekend
Teller	Aantal COPD-patiënten én bekende rookstatus	
Noemer	Aantal COPD-patiënten	
Benodigde data	Patiënten met diagnose COPD (R95); leeftijd; rookstatus	

Tabel 7.14 Stop-roken-advies bij COPD-patiënten

		Referentiewaarde
Indicator	Percentage rokende COPD-patiënten waaraan een stop-roken-advies is gegeven	Onbekend
Teller	Aantal rokende COPD-patiënten én stop-roken-advies	
Noemer	Aantal rokende COPD-patiënten	
Benodigde data	Patiënten met diagnose COPD (R95); leeftijd; rookstatus; stop-roken-advies	

door ontstaan soms al op relatief jonge leeftijd beperkingen in het dagelijks functioneren door kortademigheid. Er zijn sterke aanwijzingen dat stoppen met roken de versnelde achteruitgang van de longfunctie vertraagt. Daarmee is dit de belangrijkste niet-medicamenteuze maatregel.[4,12]

MEDICAMENTEUZE ADVIEZEN

De medicamenteuze behandeling richt zich bij COPD primair op het bestrijden van symptomen. Van enkele geneesmiddelen is aangetoond dat ze tot op zekere hoogte in staat zijn daadwerkelijk exacerbaties te voorkomen. De meerwaarde van een onderhoudsbehandeling met inhalatiecorticosteroïden bij COPD is nog onduidelijk.[13] De NHG-Standaard adviseert daarom dit middel bij COPD alleen voor te schrijven, nadat uit een proefbehandeling met deze middelen is gebleken dat ze verbetering geven. Dit in tegenstelling tot de eerste versie van de NHG-Standaard, waarin geadviseerd werd aan alle CARA-patiënten inhalatiesteroïden voor te schrijven. Op grond van het 'CARA'-verleden lijkt het aannemelijk dat een aanzienlijk deel van de mensen met COPD momenteel inhalatiecorticosteroïden gebruikt zonder daar duidelijk voordeel bij te hebben.

Tabel 7.15 *Voorschrijven van alleen symptoommedicatie bij COPD-patiënten*

		Referentiewaarde
Indicator	Percentage COPD-patiënten bij wie alleen bèta-2-sympaticomimetica en/of parasympathicolytica zijn voorgeschreven	60,4%*
Teller	Aantal COPD-patiënten en een voorschrift van bèta-2-sympaticomimetica en/of parasympathicolytica	
Noemer	Aantal COPD-patiënten met COPD-medicatie (bèta-2-sympaticomimetica, parasympathicolytica, inhalatiecorticosteroïden)	s.d. = 27,0
Benodigde data	Patiënten met diagnose COPD (R95); leeftijd; voorschriften bèta-2-sympaticomimetica, parasympathicolytica, inhalatiecorticosteroïden	

* Bij deze berekening is ook de code R91 meegenomen, zie eerdere voetnoot. Bron: Tweede Nationale Studie, MIND[7]

De symptomatische behandeling van COPD kent een zogenaamde 'stepped-care'-benadering, waarbij de door de patiënt ervaren klachtencontrole en reductie van het aantal exacerbaties per jaar bepalend zijn voor de uiteindelijke intensiteit van de behandeling. Aangezien de term exacerbatie in de praktijk verschillend geïnterpreteerd wordt, is er geen indicator op gebaseerd.

Referenties

1. Linden M van der, Westert GP, Bakker DH de, Schellevis FG. Tweede Nationale Studie naar ziekten en verrichtingen in de huisartspraktijk. Klachten en aandoeningen in de bevolking en in de huisartsenpraktijk. Utrecht/Bilthoven: NIVEL/RIVM 2004.
2. Geijer RMM, Thiadens HA, Smeele IJM, Sachs APE, Bottema BJAM, Hensbergen W van, et al. NHG-Standaard COPD en astma bij volwassenen: diagnostiek. Huisarts Wet 2001;44:107-17.
3. Geijer RMM, Hensbergen W van, Bottema BJAM, Schayck CP van, Sachs APE, Smeele IJM, et al. NHG-Standaard Astma bij volwassenen: Behandeling. Huisarts Wet 2001;44:153-64.
4. Geijer RMM, Schayck CP van, Weel C van, Sachs AP, Bottema BJAM, Smeele IJM, et al. NHG-Standaard COPD: behandeling. Huisarts Wet 2001;44:207-19.
5. Dirksen WJ, Geijer RMM, Haan M de, Koning G de, Flikweert S, Kolnaar BGM. NHG-Standaard Astma bij kinderen. Huisarts Wet 1998;41:130-43.
6. Peroni D, Piacentini G, Sabbion A, Boner A. Asthma in children. Eur Resp Mon 2003;278-92.
7. Thoonen BPA, Weel C van. Kortademigheid. Huisarts Wet 2002;45:414-9.
8. Braspenning JCC, Schellevis FG, Grol RPTM. Tweede Nationale Studie naar ziekten en verrichtingen in de huisartspraktijk. Kwaliteit huisartsenzorg belicht. Nijmegen/Utrecht: WOK/NIVEL, 2004.
9. Boom G van de, Donkers JM, Tirimanna PRS, Folgering H, Dirksen A, Weel C van, et al. Measuring individual annual decline in lung function: the impact of measurement frequency on precision. Eur Respir J 1999;14(Suppl 30):274s.
10. Pauwels R, Fabbri LM, Romagnoli M, Barnes PJ. Long-term management of persistent asthma in adults. Eur Resp Mon 2003;23:376-95.
11. Lomas DA, McCloskey S, Patel BD. Genetics of COPD in the UK. Eur Respir Rev 2002;12:307-8.
12. Buist AS. The US Lung Health Study. Respirology 1997;2:303-7.
13. Fabbri LM. Pharmacotherapy of COPD. Eur Respir J 2003;22:8s-9s.

Hoofdstuk 8

PREVENTIEVE TAKEN: INFLUENZAVACCINATIE EN BEVOLKINGSONDERZOEK BAARMOEDERHALSKANKER

M.A.J.B. Tacken en L.J. Boomsma

Preventie richt zich op het handhaven en verbeteren van de gezondheid van de bevolking. Dit kan door het bevorderen van gezond gedrag (leefstijl) en het belemmeren van ongezond gedrag als roken of alcoholgebruik (determinanten van gezondheid), maar ook door preventieve taken ter voorkoming van ziekten en aandoeningen (vroege opsporing van een ziekte of vaccinatie waardoor gezondheidsproblemen voorkomen kunnen worden). Belangrijke preventieprogramma's in de huisartsenpraktijk zijn 'het vaccineren van hoogrisicopatiënten tegen influenza' en 'het bevolkingsonderzoek naar baarmoederhalskanker'.

8.1 Influenzavaccinatie

Influenza vormt in Nederland een groot volksgezondheidsprobleem. Complicaties doen zich vooral voor bij patiënten die behoren tot de hoogrisicogroepen. De influenzavaccinatie verlaagt zowel de morbiditeit als de mortaliteit ten gevolge van (complicaties van) influenza. In Nederland wordt de griepvaccinatie door de huisartsenpraktijk uitgevoerd. Recent onderzoek heeft aangetoond dat het vaccineren tegen influenza kosteneffectief is voor alle hoogrisicogroepen zoals die in de huidige NHG-Standaard 'Influenza en Influenzavaccinatie' worden genoemd.[1-3] Gedurende een ernstige epidemie wordt onder de gevaccineerde hoogrisicopatiënten met een cardiovasculaire aandoening of met diabetes mellitus een reductie van contacten met de huisartsenpraktijk waargenomen ten opzichte van de niet-gevaccineerden uit dezelfde doelgroep.[4,5] Het is dan ook zinvol om het verloop van de vaccinatiegraad van de risicogroepen te monitoren en zo een vinger aan de pols te houden voor wat betreft de kwaliteit van de door de huisartsen geleverde zorg op het gebied van de influenzavaccinatiecampagne.

In de NHG-Standaard 'Influenza en Influenzavaccinatie' zijn hiertoe richtlijnen opgesteld voor het vaccineren van hoogrisicogroepen. Conform de adviezen van de Gezondheidsraad zijn hoogrisicogroepen voor influenza: patiënten met pulmonale aandoeningen, cardiovasculaire aandoeningen, diabetes mellitus, chronische nierinsufficiëntie, recidiverende stafylokokkeninfecties en leeftijd van 65 jaar en ouder. Daarnaast wordt vaccinatie aanbevolen voor mensen verblijvend in een verzorgings- of verpleegtehuis, mensen met een verstandelijke handicap wonend in een intramurale instelling en mensen met verminderde immuniteit, zoals hematologische nieuwvormingen en HIV-infecties.[1] Voor mensen die tot de hoogrisicopopulatie behoren is de vaccinatie gratis. Vaccinaties worden gegeven in de setting van de huisartsenpraktijk. Daar kan men beschikken over software voor de administratie van de influenzacampagne, de zogenaamde 'griepmodule' (zie box 8.1). Deze helpt om gecomputeriseerd te zoeken naar hoogrisicopatiënten, en bij te houden of deze patiënten ook daadwerkelijk werden gevaccineerd.

Box 8.1 Ruiters, ICPC-codes en ATC-codes (voor medicatie) waaruit de verschillende indicaties van de hoogrisicopopulatie herleid kunnen worden

risicogroepen	ruiters	relevante ICPC-codes	ATC-codes
pulmonale aandoeningen	LO	R84, R85, R91, R95, R96	R03
cardiovasculaire aandoeningen	CV, EN	K74-K80, K82-K84	C01, C02, C03, C07, B01
diabetes mellitus	DM	T90	A10
chronische nierinsufficiëntie	RI	U88, U99	
recidiverende stafylokokken-infecties		S10	J01
geïndiceerd (indicatiestelling door arts)	GV		
expliciete weigeraar	GW		
influenzavaccinatie ontvangen		R44	

Met behulp van box 8.1 zijn de volgende indicatoren geconstrueerd. De referentiecijfers zijn afkomstig uit 2002 (n = 72 praktijken) van het Landelijk InformatieNetwerk Huisartsenzorg, waarin jaarlijks de monitoring wordt verzorgd van de influenzacampagne op verzoek van het College voor zorgverzekeringen.[6]

Tabel 8.1 Vaccinatiegraad van de totale hoogrisicopopulatie

		Referentiewaarde
Indicator	Percentage gevaccineerde hoogrisicopatiënten	75,9%
Teller	Aantal gevaccineerde hoogrisicopatiënten	
Noemer	Aantal hoogrisicopatiënten	s.d. = 8,8
Benodigde data	Patiënten uit hoogrisicopopulatie (zie box 8.1: ruiter GV en ICPC-code); leeftijd; verstrekte vaccins (R44)	
Bron: LINH[6]		

Naast de vaccinatiegraad van de totale hoogrisicopopulatie kan het zinvol zijn om de vaccinatiegraad van een aantal hoogrisicogroepen afzonderlijk te berekenen. De kwantitatief belangrijkste groepen zijn de volgende hoogrisicogroepen: patiënten met diabetes mellitus, met een cardiovasculaire aandoening, met een longaandoening of met een leeftijdsindicatie (65 jaar en ouder).

Tabel 8.2 Vaccinatiegraad van patiënten met diabetes mellitus

		Referentiewaarde
Indicator	Percentage gevaccineerde patiënten met diabetes mellitus	86,3%
Teller	Aantal gevaccineerde patiënten met diabetes mellitus	
Noemer	Aantal patiënten met diabetes mellitus	s.d. = 8,5
Benodigde data	Patiënten met diabetes (T90, DM, GV: zie box 8.1); verstrekte vaccins (R44)	
Bron: LINH[6]		

Tabel 8.3 Vaccinatiegraad van patiënten met een cardiovasculaire aandoening

		Referentiewaarde
Indicator	Percentage gevaccineerde patiënten met een cardiovasculaire aandoening	86,4%
Teller	Aantal gevaccineerde patiënten met een cardiovasculaire aandoening	
Noemer	Aantal patiënten met een cardiovasculaire aandoening	s.d. = 8,2
Benodigde data	Patiënten met cardiovasculaire aandoeningen (zie box 8.1); verstrekte vaccins (R44)	
Bron: LINH[6]		

Tabel 8.4 Vaccinatiegraad van patiënten met een longaandoening

		Referentiewaarde
Indicator	Percentage gevaccineerde patiënten met een longaandoening	77,3%
Teller	Aantal gevaccineerde patiënten met een longaandoening	
Noemer	Aantal patiënten met een longaandoening	s.d. = 11,0
Benodigde data	Patiënten met longaandoeningen (zie box 8.1); verstrekte vaccins (R44)	
Bron: LINH[6]		

Het is belangrijk om de wetenschappelijke inzichten op het gebied van de effectiviteit en de indicatiestelling van de influenzavaccinatie en de hieraan gekoppelde discussies op de voet te blijven volgen. Wanneer hernieuwde wetenschappelijke inzichten richtlijnwijzigingen tot gevolg hebben, dan zullen de indicatoren hierop aangepast moeten worden. Hierbij kan gedacht worden aan aanpassing van de hoogrisicopopulatie. Wanneer bijvoorbeeld

Tabel 8.5 Vaccinatiegraad van patiënten met een leeftijdsindicatie (65+)

		Referentiewaarde
Indicator	Percentage episodes met angststoornis waarbij antidepressiva zijn voorgeschreven	41,8%
Teller	Aantal episodes met angststoornis en voorschrift antidepressivum	
Noemer	Aantal episodes met angststoornis	s.d. = 19,1
Benodigde data	Episodes angststoornis (P74); voorschriften antidepressiva	
Bron: Tweede Nationale Studie, MIND[12]		

de indicatiestellingen voor patiënten met recidiverende stafylokokkeninfecties vervalt, dan heeft dit gevolgen voor de vaccinatiegraad van de hoogrisicopopulatie. Het is ook denkbaar dat de leeftijdsindicatie wordt verlaagd van 65 naar 55 of 50 jaar. Dit zal dan gevolgen hebben voor de indicator waarin de vaccinatiegraad van de hoogrisicopopulatie wordt bepaald, maar ook voor de subindicator waarin de vaccinatiegraad van de mensen met een leeftijdsindicator wordt bepaald.

8.2 Het bevolkingsonderzoek naar baarmoederhalskanker

Screening wordt gezien als een effectieve methode om (voorstadia van) cervixcarcinoom op te sporen.[7-9] De NHG-Standaard Cervixuitstrijken geeft richtlijnen voor het beleid bij de opsporing van (voorstadia van) een cervixcarcinoom in het kader van het landelijk bevolkingsonderzoek.[10] Vrouwen in de leeftijd van 30 tot en met 60 jaar krijgen om de vijf jaar een uitnodiging om een uitstrijk te laten maken bij hun huisarts.

In de NHG-Standaard worden redenen genoemd om van screening af te zien, zoals een uterusextirpatie waarbij de cervix (baarmoeder) verwijderd is, vrouwen die een uitstrijk op indicatie minder dan één jaar geleden hebben gehad, vrouwen onder gynaecologische behandeling wegens cervixpathologie of die minder dan zes maanden geleden ontslagen zijn wegens behandeling voor cervixcarcinoom of een voorstadium daarvan. Tijdelijk uitstel zal geschieden bij zwangerschap of in de eerste zes maanden na de bevalling, bij borstvoeding of in de eerste zes maanden na het staken van de borstvoeding. Dit zijn allemaal 'bekende' redenen om niet deel te nemen aan het bevolkingsonderzoek.

Huisartsen hebben software tot hun beschikking voor de administratie van het bevolkingsonderzoek naar baarmoederhalskanker, de zogenaamde 'cervixmodule' (zie box 8.2). Deze helpt om gecomputeriseerd te zoeken naar vrouwen die een (herinnerings)uitnodiging zouden moeten krijgen, om bij te houden of deze vrouwen ook daadwerkelijk een uitstrijkje lieten maken en om de laboratoriumuitslag met het bijbehorende follow-upadvies vast te leggen.

Monitoring van de opkomst van het bevolkingsonderzoek kan aangrijpingspunten opleveren voor het verbeteren van de effectiviteit van het bevolkingsonderzoek. Meestal wordt als indicator het bruto opkomstpercentage genomen, dat wil zeggen van het totale aantal op te roepen vrouwen (aantal geboortecohorten) wordt nagegaan wie opkomt.

Box 8.2 *De belangrijkste ruiters en ICPC-codes waarvan de cervixmodule gebruikmaakt*

ICPC	omschrijving	per 1000 patiënten	95% BI van	95% BI tot	mannen totaal	vrouwen totaal
P70	dementie: totaal dementie: 65-74 jaar dementie: ≥ 75 jaar	1,7	1,5	1,9	1,2 3,3 22,0	2,3 2,8 28,3
Benodigde data	Patiënten met dementie (P70); omvang praktijkpopulatie; leeftijd en geslacht					

Bron: *Tweede Nationale Studie*[3]

Met behulp van box 8.2 zijn de volgende indicatoren geconstrueerd. De referentiecijfers zijn afkomstig uit 2000 (n = 53 praktijken) van het Landelijk InformatieNetwerk Huisartsenzorg, waarin gedurende een aantal jaren de monitoring is verzorgd van het bevolkingsonderzoek baarmoederhalskanker.[11]

Tabel 8.6 *Bruto opkomst van het bevolkingsonderzoek baarmoederhalskanker*

		Referentiewaarde
Indicator	Bruto opkomstpercentage van het bevolkingsonderzoek baarmoederhalskanker	65,2%
Teller	Aantal cervixuitstrijkjes in het kader van het bevolkingsonderzoek baarmoederhalskanker	
Noemer	Aantal vrouwen die op grond van hun leeftijd in aanmerking komen voor het bevolkingsonderzoek naar baarmoederhalskanker	s.d.= 10,7
Benodigde data	Leeftijd en geslacht; gegevens uit box 8.2, namelijk ruiters UE en CW en ICPC-code: X37; informatie over in aanmerking komende cohorten in de praktijk	

Bron: *LINH*[11]

Naast het bruto opkomstpercentage is het zinvol ook het netto opkomstpercentage te bepalen. In het netto opkomstpercentage is een correctie aangebracht voor alle (eerdergenoemde) redenen om niet deel te nemen aan het bevolkingsonderzoek, die werden teruggevonden in het Huisarts Informatie Systeem (HIS).

Tabel 8.7 Netto opkomstpercentage van het bevolkingsonderzoek baarmoederhalskanker

		Referentiewaarde
Indicator	Netto opkomstpercentage van het bevolkingsonderzoek baarmoederhalskanker	73,7%
Teller	Aantal cervixuitstrijkjes in het kader van het bevolkingsonderzoek baarmoederhalskanker	
Noemer	Aantal vrouwen die op grond van hun leeftijd in aanmerking komen voor het bevolkingsonderzoek naar baarmoederhalskanker minus aantal vrouwen met uterusextirpatie, recente uitstrijk, zwangerschap en borstvoeding, controle gynaecoloog, follow-up, (tijdelijke) psychosociale reden voor uitsluiting	s.d. = 14,1
Benodigde data	Leeftijd en geslacht; gegevens uit box 8.2; informatie over in aanmerking komende cohorten in de praktijk	

Bron: LINH[11]

De tweede indicator heeft meer rechtstreeks betrekking op het handelen in de huisartsenpraktijk, omdat vrouwen van wie bekend is dat zij (tijdelijk) niet hoeven op te komen uit de noemer van de indicator zijn gehaald. De benodigde gegevens worden verwerkt in de cervixmodule. Als deze niet wordt toegepast, dan kunnen de gegevens alleen handmatig worden verzameld.

Referenties

1. Essen GA van, Sorgedrager YCG, Salemink GW, Govaert ThME, Hoogen JPH van den, Laan JR van der. NHG-Standaard influenza en influenzavaccinatie. Huisarts Wet 1993;36(10):342-6.
2. Hak E, Loon S van, Buskens E, Essen GA van, Bakker D de, Tacken MAJB, van Hout BA, et al. Design of the Dutch Prevention of Influenza, Surveillance and Management (PRISMA) study. Vaccine 2003;21(15,2):1719-24.
3. Hak E, Buskens E, Hout BA van, Grobbe DE, Essen GA van, Bakker DH de, et al. Prevention of Influenza, Surveillance and Managemet (PRISMA) onderzoek. Utrecht, 2003.
4. Tacken M, Berende A, Hak E, Hoogen H van den, Bakker D de, Braspenning J. Invloed van de griepvaccinatie op de medische consumptie van hoogrisico patiënten in de huisartsenpraktijk. Nijmegen/Utrecht: LINH rapportage, 2003.
5. Tacken MAJB, Braspenning JCC, Berende A, Hak E, Bakker DH de, Groenewegen PP, et al. Vaccination of high-risk patients against influenza: impact on primary care contact rates during epidemics. Analysis of routinely collected data. Vaccine 2004;22(23-24):2985-92.
6. Tacken M, Berende A, Verheij R, Mulder J, Hoogen H van den, Braspenning J. Evaluatie Griepvaccinatiecampgane 2002. Nijmegen/Utrecht: WOK/NIVEL 2003.
7. Quinn M, Babb P, Jones J, Allen E. Effect of screening on incidence of and mortality from cancer of cervix in England: evaluation based on routinely collected statistics. BMJ 1999;318:904.

8. Boyle P, Maisonneuve P, Autier P. Update on cancer control in women. Int J Gynaecol Obstet 2000;70(2):263-303.
9. Sigurdsson K. Effect of organised screening on the risk of cervical cancer. Evaluation of screening activity in Iceland, 1964-1991. Int J Cancer 1993;54:563-70.
10. Appelman CLM, Bruinsma M, Collette C, Weel C van, Geijer RMM. NHG-Standaard cervixuitstrijken (eerste herziening). Huisarts Wet 1996;39(3):134-41.
11. Tacken M, Penders A, Hoogen H van den, Mulder J, Bakker D de, Braspenning J. Monitoring van de cervixscreening in het kader van het bevolkingsonderzoek naar baarmoederhalskanker 2000. Nijmegen/Utrecht: WOK/NIVEL, 2001.

Hoofdstuk 9

HET GERICHT VOORSCHRIJVEN VAN ANTIBIOTICA

J.C.C. Braspenning, A.M. Schiere en J.A.M. van Balen

Antibiotica vormen een waardevolle groep geneesmiddelen. Immers, bij ernstig zieke patiënten kan het gericht voorschrijven van een antibioticum van groot belang zijn voor een voorspoedige genezing. Zeker de laatste jaren groeit echter het probleem van de resistentievorming. Indien patiënten regelmatig antibiotica (of antibiotica met een breder spectrum dan noodzakelijk) gebruiken, wordt de kans op resistentievorming groter.[1,2] In Nederland is het probleem, in vergelijking met andere (Europese) landen, nog relatief beperkt. Het met mate voorschrijven van antibiotica in ons land is daarbij een belangrijke factor. Maar: waakzaamheid is geboden! Een groot deel van de voorschriften voor antibiotica wordt in de huisartsenpraktijk gegenereerd. Om de kans op resistentievorming zo klein mogelijk te houden, is het dus van belang om de bestaande middelen optimaal te gebruiken. Dit houdt in dat antibiotica goed gemotiveerd (en dus niet onnodig) dienen te worden voorgeschreven, dat het type antibioticum met zorg dient te worden afgewogen en dat antibiotica niet langer dan noodzakelijk dienen te worden voorgeschreven.[1,2] Op grond van deze uitgangspunten zijn de indicatoren in dit hoofdstuk geformuleerd. De indicatoren in dit hoofdstuk zijn gebaseerd op de NHG-Standaarden Otitis media acuta[3], Acute keelpijn[4], Kinderen met koorts[5], Sinusitis[6], Bacteriële huidinfecties[7], Urineweginfecties[8] en Acuut hoesten[9]. De referentiecijfers geven aan wat in een gemiddelde praktijk wordt voorgeschreven en wat de variatie is tussen de praktijken onderling.

9.1 Otitis media acuta

Otitis media acuta is een infectie van het middenoor. In ongeveer de helft van de gevallen wordt de oorontsteking veroorzaakt door pneumokokken. De aandoening kent een plotseling begin en duurt in verreweg de meeste gevallen korter dan drie weken. Otitis media acuta onderscheidt zich van otitis media met effusie door de kenmerken van een acute infectie, zoals pijn, roodheid van het trommelvlies, koorts en een algemeen gevoel van ziek zijn. De incidentie van otitis media acuta in de huisartsenpraktijk bedraagt 16,3 per 1000 patiënten per jaar.[10] Otitis media acuta komt vooral voor bij (jonge) kinderen: in meer dan 50% van de gevallen betreft het kinderen jonger dan vier jaar. Na de puberteit komt otitis media acuta nog maar weinig voor.

Bij klachten die berusten op een otitis media acuta is pijnstilling gewenst. In Nederland wordt het voorschrijven van antibiotica over het algemeen niet aanbevolen. Het gebruik van antibiotica is wel geïndiceerd bij kinderen onder de zes maanden bij wie de diagnose otitis media acuta is vastgesteld[3] en bij kinderen ouder dan zes maanden bij wie de aandoening een afwijkend beloop heeft (toenemend ziek zijn, slechter drinken, toenemende oorpijn en/of geen verbetering van de klacht na drie dagen). Kinderen jonger dan twee jaar met een recidief otitis media acuta binnen één jaar; kinderen met het syndroom van Down en immuungecompromitteerde kinderen hebben een verhoogde kans op een afwijkend beloop. Indien het voorschrijven van antibiotica geïndiceerd is, heeft amoxicilline de voorkeur. De indicator bij otitis media acuta betreft het alleen op indicatie voorschrijven van antibiotica bij kinderen ouder dan twee jaar.

Tabel 9.1 Niet voorschrijven antibiotica bij kinderen met otitis media acuta ouder dan twee jaar

		Referentiewaarde
Indicator	Percentage episodes otitis media acuta bij kinderen ouder dan twee jaar bij wie geen antibiotica zijn voorgeschreven	56,1%
Teller	Aantal episodes otitis media acuta bij kinderen ouder dan twee jaar zonder een antibioticumvoorschrift	
Noemer	Aantal episodes otitis media acuta bij kinderen ouder dan twee jaar	s.d. = 15,8
Benodigde data	Episodes otitis media acuta (H71); leeftijd; antibiotica-voorschriften	
Bron: Tweede Nationale Studie, MIND[11]		

9.2 Acute keelpijn

De NHG-Standaard Acute keelpijn heeft betrekking op keelpijn die korter dan twee weken duurt. Keelpijn komt regelmatig voor onder de Nederlandse bevolking, maar slechts weinig mensen met keelpijn bezoeken daarvoor het spreekuur van de huisarts. De incidentie van keelpijn in de huisartsenpraktijk ligt op 11,5 per 1000 patiënten per jaar.[10] Het merendeel van de patiënten met acute keelpijn heeft last van een milde keelontsteking, veelal veroorzaakt door een virus, maar ook wel door een streptokok: ernstige keelinfecties komen slechts zelden voor.[4]

Over het algemeen genomen heeft een keelinfectie door streptokokken, net als een virale keelinfectie, een gunstig natuurlijk beloop, waarbij de infectie binnen een week genezen is. Door gebruik van antibiotica wordt de klachtenduur gemiddeld met slechts één tot twee dagen bekort. Dit leidt overigens niet tot minder ziekteverzuim. Om deze reden wordt het voorschrijven van antibiotica over het algemeen niet aanbevolen.[4] Alleen als er sprake is van ernstig ziek zijn, dreigende complicaties of een verhoogd risico op een gecompliceerd beloop, luidt het advies antibiotica (een smalspectrum penicilline: feneticilline of fenoxymethylpenicilline) voor te schrijven.[4]

Tabel 9.2 Niet voorschrijven antibiotica bij acute keelpijn

		Referentiewaarde
Indicator	Percentage episodes acute keelpijn waarbij geen antibiotica zijn voorgeschreven	88,2%
Teller	Aantal episodes acute keelpijn zonder een antibioticumvoorschrift	
Noemer	Aantal episodes acute keelpijn	s.d. = 11,1
Benodigde data	Episodes acute keelpijn (R21); antibioticavoorschriften	
Bron: *Tweede Nationale Studie*, MIND[11]		

Tabel 9.3 Voorschrijven middel van eerste keus bij acute keelpijn

		Referentiewaarde
Indicator	Percentage episodes acute keelpijn waarbij het antibioticum van eerste keus is voorgeschreven	69,5%
Teller	Aantal episodes acute keelpijn en een antibioticumvoorschrift van eerste keus	
Noemer	Aantal episodes acute keelpijn met antibioticumvoorschrift	s.d. = 25,3
Benodigde data	Episodes acute keelpijn (R76); antibioticavoorschriften; eerste keus antibioticavoorschriften	
Bron: *Tweede Nationale Studie*, MIND[11]		

9.3 Kinderen met koorts

Het is moeilijk precieze incidentiecijfers te geven voor het vóórkomen van kinderen met koorts. Er worden immers verschillende definities voor koorts gebruikt en ook de methoden om de hoogte ervan te bepalen zijn niet gestandaardiseerd. De NHG-Standaard gebruikt de volgende definitie van koorts: 'koorts is verhoging van de lichaamstemperatuur tot boven 38 graden Celsius'.[5] Koorts als contactreden komt voornamelijk voor in de leeftijdsgroep van 0-4 jaar. Hierna daalt de incidentie van koorts als contactreden zeer snel. Voor kinderen jonger dan één jaar ligt het incidentiecijfer op 122 per 1000 zuigelingen per jaar en in de leeftijdsgroep van 1-4 jaar ligt dit cijfer voor jongens op 43 en voor meisjes op 40 per 1000 peuters per jaar.[10] De indicator heeft betrekking op kinderen tot het zesde levensjaar.

Koorts wordt in vrijwel alle gevallen veroorzaakt door virale infectieziekten. Het voorschrijven van antibiotica heeft dus in de meeste gevallen geen effect op de genezing.[5]

Tabel 9.4 *Niet voorschrijven antibiotica bij kinderen met koorts*

		Referentiewaarde
Indicator	Percentage episodes koorts bij kinderen onder de 6 jaar bij wie geen antibiotica zijn voorgeschreven	92,5%
Teller	Aantal episodes koorts bij kinderen onder de 6 jaar zonder een antibioticumvoorschrift	
Noemer	Aantal episodes koorts bij kinderen onder de 6 jaar	s.d. = 12,6
Benodigde data	Episodes koorts (A03); leeftijd; antibioticavoorschriften	

Bron: *Tweede Nationale Studie*, MIND[11]

9.4 Sinusitis

Sinusitis komt vaak voor en is frequent een reden voor contact met de huisartsenpraktijk: de prevalentie bedraagt 27,4 per 1000 patiënten per jaar.[11] Sinusitis geneest spontaan, waarbij de klachten binnen een week verbeteren. Indien de klachten langer aanhouden, is sinusitis als diagnose minder waarschijnlijk.[6] In ongeveer driekwart van de gevallen wordt sinusitis veroorzaakt door een bacteriële infectie, waarbij voorafgaande virale bovenste luchtweginfecties een belangrijke rol spelen.[6]

Hoewel sinusitis over het algemeen veroorzaakt wordt door een bacteriële infectie, is het automatisch voorschrijven van antibiotica toch niet aangewezen. De werkzaamheid van antibiotica bij sinusitis is twijfelachtig, waardoor terughoudendheid bij het voorschrijven van antibiotica raadzaam is; de voorkeur gaat dan ook uit naar een afwachtend beleid.[6] Volgens de NHG-Standaard kan het voorschrijven van antibiotica echter worden overwogen bij ernstige klachten die langer dan vijf dagen bestaan. Verwachtingen van patiënten spelen een grote rol bij deze overweging. Indien ervoor gekozen wordt inderdaad antibiotica voor te schrijven, geniet een vijfdaagse kuur amoxicilline, doxycycline of cotrimoxazol de voorkeur.[6]

De referentiewaarde voor deze indicator is tamelijk laag. Een mogelijke verklaring voor dit lage cijfer zou kunnen zijn, dat op dit moment patiënten met sinusitis eerst thuis afwachten – eventueel op aanraden van de praktijk-

Tabel 9.5 Niet voorschrijven antibiotica bij sinusitis

		Referentiewaarde
Indicator	Percentage episodes sinusitis waarbij geen antibiotica zijn voorgeschreven	32,8%
Teller	Aantal episodes sinusitis zonder antibioticumvoorschrift	
Noemer	Aantal episodes sinusitis	s.d. = 16,8
Benodigde data	Episodes sinusitis (R75); antibioticavoorschriften	
Bron: Tweede Nationale Studie, MIND[11]		

assistente. De patiënten uit de beschreven episodes zouden dan patiënten zijn die meer in aanmerking komen voor het voorschrijven van een antibioticum. Of dit ook daadwerkelijk het geval is, dient nader te worden onderzocht.

Tabel 9.6 Voorschrijven middel van eerste keus bij sinusitis

		Referentiewaarde
Indicator	Percentage episodes sinusitis waarbij het antibioticum van eerste keus is voorgeschreven	78,2%
Teller	Aantal episodes sinusitis en een antibioticumvoorschrift van eerste keus	
Noemer	Aantal episodes sinusitis met antibioticumvoorschrift	s.d. = 19,5
Benodigde data	Episodes sinusitis (R75); antibioticavoorschriften; eerste keus antibioticavoorschriften	
Bron: Tweede Nationale Studie, MIND[11]		

9.5 Bacteriële huidinfecties

De NHG-Standaard Bacteriële huidinfecties behandelt zowel de behandeling van oppervlakkige als diepe bacteriële infecties van de huid en huidadnexen.[7] Bovendien geeft deze standaard richtlijnen voor profylaxe van huidinfecties bij: (bijt)wonden, tekenbeten, recidiverende erysipelas en furunculosis.

Voor bacteriële huidinfecties bestaat geen aparte ICPC-code. Voor het genereren van spiegelgegevens uit het elektronisch medisch dossier (EMD) is het raadzaam om een aantal codes na te gaan: S11 (andere lokale infectie huid/subcutis) en S76 (andere infectie huid/subcutis). Over de incidentie van S11 en S76 in de huisartsenpraktijk bestaan wel gegevens: respectievelijk 7,9 en 5,1 per 1000 patiënten per jaar.[10]

Bij oppervlakkige huidinfecties is het advies om lokale antimicrobiële middelen met terughoudendheid toe te passen in verband met mogelijke resistentieontwikkeling en sensibilisatie. Door de lagere temperatuur van de huid kunnen sneller resistente stammen ontstaan dan bij systemische therapie. Bij diepe huidinfecties hebben lokale antibiotica geen plaats. De meeste bacteriële huidinfecties worden veroorzaakt door stafylokokken en streptokokken. De therapie dient dan ook hierop gericht te zijn. Een voorbeeld van zo'n diepe huidinfectie is erysipelas. Een smalspectrumantibioticum (feneticilline of fenoxymethylpenicilline) heeft de voorkeur. Breedspectrumantibiotica geven vaker gastro-intestinale bijwerkingen, veroorzaken méér resistentieproblemen en zijn bovendien duurder dan smalspectrumantibiotica. Alleen als er sprake is van een penicinillase-vormende stafylokok is een ander antibioticum aangewezen. Er is voor het voorschrijfbeleid bij erysipelas een kwaliteitsindicator ontwikkeld, waarbij de ruime ICPC-code S76 (andere infectie huid/subcutis) is gehanteerd.

Tabel 9.7 Voorschrijven smalspectrumantibiotica

		Referentiewaarde
Indicator	Percentage episodes erysipelas waarbij smalspectrum-antibiotica zijn is voorgeschreven	32,7%
Teller	Aantal episodes erysipelas en een voorschrift voor smalspectrumantibioticum	
Noemer	Aantal episodes erysipelas met antibioticumvoorschrift	s.d. = 25,9
Benodigde data	Episodes erysipelas (S76); voorschriften (smalspectrum) antibiotica	
Bron: Tweede Nationale Studie, MIND[11]		

9.6 Urineweginfectie

Urineweginfecties komen regelmatig voor. In de huisartsenpraktijk zijn urineweginfecties een frequente reden om naar de praktijk te komen: de incidentie bedraagt 38,5 per 1000 patiënten per jaar, waarbij meer dan 90% van de gevallen voorkomt bij vrouwelijke patiënten.[11] De kans op het krijgen van een urineweginfectie neemt bij vrouwen duidelijk toe in de leeftijdsgroep van 15 tot 25 jaar en kent opnieuw een forse toename (voor zowel mannen als vrouwen) vanaf 65 jaar. Over het algemeen blijft een urineweginfectie beperkt tot een oppervlakkige ontsteking van de mucosa van de blaas: men spreekt in dit geval ook wel van een blaasontsteking.[8]

Tabel 9.8 Voorschrijven middel van eerste keus bij urineweginfectie bij patiënten van 12 jaar en ouder

		Referentiewaarde
Indicator	Percentage episodes ongecompliceerde urineweginfectie bij patiënten van 12 jaar en ouder waarbij het antibioticum van eerste keus is voorgeschreven	73,1%
Teller	Aantal episodes ongecompliceerde urineweginfectie bij patiënten van 12 jaar en ouder en een antibioticumvoorschrift van eerste keus	
Noemer	Aantal episodes ongecompliceerde urineweginfectie bij patiënten van 12 jaar en ouder met antibioticumvoorschrift	s.d. = 14,4
Benodigde data	Episodes ongecompliceerde urineweginfectie (U71); leeftijd; antibioticavoorschriften; eerste keus antibioticavoorschriften	

Bron: *Tweede Nationale Studie*, MIND[11]

Ondanks het feit dat een urineweginfectie zonder koorts veelal vanzelf overgaat, wordt in de richtlijnen toch een antibioticumkuur aanbevolen. Een belangrijke reden hiervoor is dat het een hinderlijke aandoening is die met behandeling sneller geneest. Daarnaast kan het gebruik van antibiotica mogelijk complicaties voorkomen. In het algemeen is bij overigens gezonde, niet-zwangere vrouwen ouder dan twaalf jaar sprake van een ongecompliceerde urineweginfectie. Hierbij kan in eerste instantie worden volstaan met behandeling met nitrofurantoïne of trimethoprim.[8] Alleen voor de behandeling van ongecompliceerde urineweginfecties is een indicator ontwikkeld.

Tabel 9.9 Voorschrijven juiste duur antibioticumkuur bij urineweginfectie bij vrouwen (12 jaar en ouder)

		Referentiewaarde
Indicator	Percentage episodes urineweginfectie bij vrouwen (12 jaar en ouder) waarbij een antibioticum van eerste keus met de bijbehorende kuurlengte is voorgeschreven	Onbekend
Teller	Aantal episodes urineweginfectie bij vrouwen (12 jaar en ouder) en een antibioticumvoorschrift van eerste keus met bijbehorende kuurlengte	
Noemer	Aantal episodes urineweginfectie bij vrouwen (12 jaar en ouder) met eerste keus antibioticumvoorschrift	
Benodigde data	Episodes urineweginfectie (U71); geslacht; leeftijd; antibioticavoorschriften; duur antibioticumkuren	

De NHG-werkgroep die de Standaard Urineweginfecties opstelt, adviseert in de meest recente versie nitrofurantoïne als middel van eerste keus. De gevoeligheid voor trimethoprim is de laatste jaren afgenomen. De behandelingsduur is belangrijk. Bij een ongecompliceerde urineweginfectie bij vrouwen wordt voor het voorschrift nitrofurantoïne een kuur van vijf dagen aanbevolen.

9.7 Acuut hoesten

In 2003 verscheen de NHG-Standaard Acuut hoesten. Het voorschrijven van antibiotica bij acuut hoesten is bij de meeste patiënten volgens de richtlijnen uit deze standaard niet zinvol. In de huisartsenpraktijk geldt voor hoesten (R05) een incidentie van 34,1 per 1000 patiënten.[10] Een aparte ICPC-code voor acuut hoesten is niet aanwezig, daarom maakt de indicator gebruik van de ruime definitie hoesten (R05).

Tabel 9.10 Niet voorschrijven antibiotica bij acuut hoesten

		Referentiewaarde
Indicator	Percentage episodes acuut hoesten waarvoor geen antibiotica zijn voorgeschreven	90,1%
Teller	Aantal episodes acuut hoesten zonder antibioticumvoorschrift	
Noemer	Aantal episodes acuut hoesten	s.d. = 10,1
Benodigde data	Episodes acuut hoesten (R05); antibioticavoorschriften	
Bron: Tweede Nationale Studie, MIND[11]		

Tabel 9.11 Voorschrijven middel van eerste keus (amoxicilline) bij pneumonie bij kinderen

		Referentiewaarde
Indicator	Percentage episodes pneumonie bij kinderen tot en met 14 jaar waarbij het antibioticum van eerste keus is voorgeschreven	Geen recente gegevens bekend
Teller	Aantal episodes pneumonie bij kinderen tot en met 14 jaar en een antibioticumvoorschrift van eerste keus	
Noemer	Aantal episodes pneumonie bij kinderen tot en met 14 jaar met antibioticumvoorschrift	
Benodigde data	Episodes pneumonie (R81); leeftijd; antibioticavoorschriften; eerste keus antibioticavoorschriften	

Tabel 9.12 Voorschrijven middel van eerste keus bij pneumonie bij volwassenen

		Referentiewaarde
Indicator	Percentage episodes pneumonie bij volwassenen (15 jaar en ouder) waarbij het antibioticum van eerste keus is voorgeschreven	Geen recente gegevens bekend
Teller	Aantal episodes pneumonie bij volwassenen (15 jaar en ouder) en een antibioticumvoorschrift van eerste keus	
Noemer	Aantal episodes pneumonie bij volwassenen (15 jaar en ouder) met antibioticumvoorschrift	
Benodigde data	Episodes pneumonie (R81); leeftijd; antibiotica-voorschriften; eerste keus antibioticavoorschriften	

Echter, in een aantal gevallen is het voorschrijven van antibiotica wel geïndiceerd, bijvoorbeeld in geval van een pneumonie. In de huisartsenpraktijk ligt het incidentiecijfer voor pneumonie op 6,3 per 1000 patiënten per jaar. Het middel van eerste keus bij een pneumonie is doxycycline voor volwassenen en amoxicilline voor kinderen.

9.8 Samenhangend antibioticabeleid

De NHG-Standaarden die betrekking hebben op infectieziekten bevatten twee soorten aanbevelingen. Aan de ene kant aanbevelingen die een terughoudend voorschrijfbeleid van antibiotica voorstaan en aan de andere kant aanbevelingen die een optimaal gebruik van antibiotica propageren, blijkend bijvoorbeeld uit de keuze voor een smalspectrumantibioticum. Uit onderzoek blijkt dat er samenhang is in het handelen. Als een huisarts effectief een terughoudend voorschrijfbeleid toepast, dan wordt dit gedaan voor alle aandoeningen waarbij een antibioticumvoorschrift wordt overwogen.[11] Als de huisarts optimaal gebruikmaakt van de beschikbare middelen, dan gebeurt dit ook voor alle aandoeningen waarbij een antibioticum wordt voorgeschreven. Maar het is niet zo dat in een huisartsenpraktijk waar een terughoudend voorschrijfbeleid wordt gevoerd ook optimaal wordt voorgeschreven!

De kwaliteit van het antibioticabeleid kan dan ook op een andere, grovere manier in kaart worden gebracht. De apotheek waarmee wordt samengewerkt, kan het aantal antibioticavoorschriften in de patiëntenpopulatie vergelijken met andere praktijken (bijvoorbeeld in de HAGRO) of met landelijke cijfers. Dit gegeven zegt iets over de terughoudendheid bij het voorschrijven van antibiotica. Daarnaast kan het aantal voorschriften voor antibiotica met een smalspectrumwerking worden afgezet tegen het totale aantal in de praktijk verstrekte voorschriften voor antibiotica. Ook dit percentage kan vergeleken worden met andere praktijken in bijvoorbeeld de HAGRO of met een landelijk referentiecijfer en zegt dan iets over de geneigdheid om geen breed- maar smalspectrumantibiotica voor te schrijven. Het betreft dan de onderstaande indicatoren.

Tabel 9.13 Restrictief voorschrijven van antibiotica

		Referentiewaarde
Indicator Teller Noemer	Percentage antibioticavoorschriften Aantal antibioticumvoorschriften Aantal patiënten in de praktijk	Via FTO
Benodigde data	Omvang patiëntenpopulatie; antibioticavoorschriften	

Tabel 9.14 Voorschrijven smalspectrumantibiotica

		Referentiewaarde
Indicator Teller Noemer	Percentage voorschriften smalspectrumantibiotica Aantal voorschriften smalspectrumantibioticum Aantal antibioticumvoorschriften	Via FTO
Benodigde data	Antibioticavoorschriften; voorschriften smalspectrum- antibiotica	

Referenties

1. Kasteren MEE van, Wijnands WJA, Stobberingh EE, Janknegt R, Verbrugh HA, Meer JWM van der. Optimaliseren van het antibioticabeleid in Nederland I. De Stichting Werkgroep Antibioticabeleid (SWAB). Ned Tijdschr Geneeskd 1998;142(17):949-51.
2. Casparie AF. Naar een optimaal antibioticabeleid: een brede aanpak nodig. Pharmaceutisch weekblad 1989;124:302-5.
3. Appelman CLM, Balen FAM van, Lisdonk EH van de, Weert HCPM van, Eizenga WH. NHG-Standaard Otitis media acuta. Huisarts Wet 1999;42:362-6.
4. Dagnelie CF, Zwart S, Balder FA, Romeijnders ACM, Geijer RMM. NHG-Standaard Acute keelpijn. Huisarts Wet 1999;42:271-8.
5. Boomsma LJ, Meulen P van der, Uitewaal PJM, Dijk PA van, Hermans AJM, Vijver PP van de, et al. NHG-Standaard Kinderen met koorts. In: Geijer RMM et al. (red). NHG-Standaarden voor huisartsen. Utrecht: NHG, 1999.
6. Bock GH de, Duijn NP van, Dagnelie CF, Geijer RMM, Hell RJ van der, Labots-Vogelesang SM, et al. NHG-Standaard Sinusitis. Huisarts Wet 1993;36:255-7.
7. Boukes FS, Burgh JJ van der, Nijman FC, Sampers GMHA, Simon B, Romeijnders ACM, et al. NHG-Standaard Bacteriële huidinfecties. Huisarts Wet 1998;41:427-37.

8. Timmermans AE, Baselier PJAM, Winkens RAG, Arets H, Wiersma T. NHG-Standaard Urineweginfecties. Huisarts Wet 1999;42:613-22.
9. Verheij ThJM, Salomé PhL, Bindels PJ, Chavannes AW, Ponsioen BP, Sachs APE, et al. NHG-Standaard Acuut hoesten. Huisarts Wet 2003;46:496-506.
10. Linden MW van der, Westert GP, Bakker DH de, Schellevis FG. Tweede Nationale Studie naar ziekten en verrichtingen in de huisartspraktijk. Klachten en aandoeningen in de bevolking en in de huisartsenpraktijk. Utrecht/Bilthoven: NIVEL/RIVM, 2004.
11. Braspenning JCC, Schellevis FG, Grol RPTM. Tweede Nationale Studie naar ziekten en verrichtingen in de huisartspraktijk. Kwaliteit huisartsenzorg belicht. Nijmegen/Utrecht: WOK/NIVEL, 2004.

Hoofdstuk 10

DIAGNOSTIEK EN BEHANDELING VAN MAAGKLACHTEN

B. van Pinxteren en J.W.M. Muris

Onder maagklachten wordt verstaan: niet-acute klachten van pijn in de bovenbuik of zuurbranden, eventueel in combinatie met misselijkheid, een opgeblazen gevoel en een snelle verzadiging.

Bij het merendeel van de patiënten die zich met maagklachten presenteren, zijn de klachten van functionele aard. Hiernaast heeft twintig tot vijfentwintig procent van de patiënten klachten veroorzaakt door gastro-oesofageale refluxziekte, terwijl bij naar schatting vijf procent sprake is van ulcuslijden. Maligniteiten van maag en slokdarm zijn zeldzaam en gaan vrijwel altijd gepaard met alarmsymptomen; vanaf een leeftijd van ongeveer 55 jaar neemt de kans hierop duidelijk toe.

In box 10.1 wordt een overzicht gegeven van het voorkomen van de diverse maagklachten in de huisartsenpraktijk.[1]

Ongeveer driekwart van de patiënten die zich met maagklachten presenteren heeft volgens de eigen perceptie na een jaar, onafhankelijk van de gegeven therapie, geen of weinig klachten.

Bij de keuze van het beleid wordt in de NHG-Standaard Maagklachten onderscheid gemaakt tussen patiënten met *alarmsymptomen*, met een *eerste episode* van maagklachten of met *persisterende of recidiverende* klachten.[2]

Box 10.1 Vóórkomen van maagklachten en gerelateerde aandoeningen in de huisartsenpraktijk

ICPC	omschrijving	prevalentie per 1000 patiënten (95% BI)	
D02	maagpijn	11,0	(9,4-12,6)
D03	zuurbranden	6,8	(5,4-8,2)
D09	misselijkheid	4,7	(4,2-5,2)
D10	braken	3,4	(3,0-3,8)
D84	ziekte oesofagus	8,6	(7,4-9,8)
D85	ulcus duodeni	1,2	(1,0-1,4)
D86	ander peptisch ulcus	0,7	(0,5-0,9)
D87	storing maagfunctie	12,0	(10,3-13,7)

Bron: *Tweede Nationale Studie*[1]

10.1 Diagnostiek

Het bestaan van *alarmsymptomen* is steeds een indicatie voor het verwijzen van de patiënt voor endoscopie of naar een specialist.

Bij een *eerste episode* van maagklachten wordt geen aanvullende diagnostiek geadviseerd aangezien het merendeel van de klachten spontaan of onder invloed van behandeling verdwijnt.

Tabel 10.1 Niet aanvragen van aanvullende diagnostiek bij een eerste episode maagklachten

		Referentiewaarde
Indicator	Percentage eerste episodes maagklachten waarbij geen H. pylori-diagnostiek of endoscopie is aangevraagd	Onbekend
Teller	Aantal eerste episodes maagklachten zonder aanvragen H. pylori-diagnostiek of endoscopie	
Noemer	Aantal eerste episodes maagklachten	
Benodigde data	Eerste episodes maagklachten (D-codes uit box 10.1); H. pylori-diagnostiek, endoscopie	

Wanneer de klachten *persisteren of recidiveren*, neemt de kans op het bestaan van een onderliggende aandoening (vooral refluxziekte of ulcuslijden) toe. Bij typische refluxklachten wordt in dit stadium primair proefbehandeling met een protonpompremmer geadviseerd, terwijl het bestaan van andere maagklachten reden is om aanvullende diagnostiek te overwegen. In de Standaard wordt aangegeven bij welke categorie patiënten een relatieve voorkeur voor H. pylori-diagnostiek, dan wel voor endoscopie bestaat.

H. PYLORI-DIAGNOSTIEK

Diagnostiek naar *H. pylori* is bij persisterende of recidiverende maagklachten in eerste instantie geïndiceerd als de klachten niet bij refluxziekte passen, vooral wanneer de kans op ulcusziekte verhoogd is (eerder ulcus, hogere leeftijd, mannelijk geslacht, hongerpijn of roken).

ENDOSCOPIE

Een sterke behoefte aan diagnostische zekerheid bij arts of patiënt is (naast het bestaan van alarmsymptomen) de belangrijkste indicatie voor het verrichten van endoscopie bij patiënten met persisterende of recidiverende maagklachten; deze behoefte zal vaak eerder bestaan bij oudere patiënten. Endoscopie kan eveneens worden overwogen als een H. pylori-negatieve patiënt niet reageert op proefbehandeling met een protonpompremmer of indien H. pylori-eradicatie geen klachtenreductie geeft (dan vooral als controle op het behandeleffect indien geen ureumademtest beschikbaar is).

Tabel 10.2 Aanvragen van H. pylori-diagnostiek bij persisterende of recidiverende klachten

		Referentiewaarde
Indicator	Percentage episodes persisterende of recidiverende maagklachten waarbij H. pylori-diagnostiek is aangevraagd	Onbekend
Teller	Aantal episodes persisterende of recidiverende maagklachten zonder aanvragen H. pylori-diagnostiek	
Noemer	Aantal episodes persisterende of recidiverende maagklachten	
Benodigde data	Episodes persisterende of recidiverende maagklachten (D-codes uit box 10.1 gedurende langer dan drie maanden); aanvragen H. pylori-diagnostiek	

Tabel 10.3 Aanvragen endoscopie bij persisterende of recidiverende klachten

		Referentiewaarde
Indicator	Percentage episodes persisterende of recidiverende maagklachten waarbij endoscopie is aangevraagd	Zie tekst
Teller	Aantal episodes persisterende of recidiverende maagklachten zonder aanvragen endoscopie	
Noemer	Aantal episodes persisterende of recidiverende maagklachten	
Benodigde data	Episodes persisterende of recidiverende maagklachten (D-codes uit box 10.1 gedurende langer dan drie maanden); endoscopie aanvragen	

Recente referentiecijfers over het aanvragen van endoscopie bij persisterende of recidiverende klachten zijn voor Nederland niet bekend. Onderzoek met cijfers uit 1998-1999 laat zien dat bij 15% van alle patiënten met maagklachten (49 van de 331 patiënten bij 183 huisartsen) endoscopie wordt aangevraagd.[3] Drieëndertig procent van de endoscopieën werd conform de destijds geldende NHG-Standaard Maagklachten uitgevoerd; bij 17% van de endoscopieën werd niet volgens de NHG-Standaard gehandeld en bij 40% ontbrak het aan voldoende informatie om na te gaan of er volgens deze richtlijn werd gehandeld.

10.2 Behandeling

Naast het geven van voorlichting en niet-medicamenteuze adviezen, wordt bij een *eerste episode* maagklachten het gebruik van een antacidum of een H_2-receptorantagonist aanbevolen.

Tabel 10.4a Niet voorschrijven protonpompremmers bij eerste episode maagklachten

		Referentiewaarde
Indicator	Percentage eerste episodes maagklachten waarbij geen protonpompremmers zijn voorgeschreven	73,0%*
Teller	Aantal eerste episodes maagklachten zonder voorschrift protonpompremmer	
Noemer	Aantal eerste episodes maagklachten	s.d. = 13,9
Benodigde data	Eerste episodes maagklachten (D-codes uit box 10.1); voorschriften protonpompremmers	

Bron: Tweede Nationale Studie, MIND[4]
* Het cijfer betreft episodes met aspecifieke maagklachten

In de huidige Huisarts Informatie Systemen (HIS'en) is het moeilijk om geautomatiseerde gegevens voor bovenstaande indicator te verzamelen, omdat de 'eerste episode' meestal niet uniform wordt gedefinieerd of gedefinieerd kan worden. Een alternatief is om de gegevens via de apotheek te achterhalen aan de hand van de onderstaande indicator.

Tabel 10.4b Niet voorschrijven protonpompremmers bij eerste episode maagklachten

		Referentiewaarde
Indicator	Percentage eerste episodes maagklachten waarbij geen protonpompremmers zijn voorgeschreven	Onbekend
Teller	Aantal eerste voorschriften antacida of H_2-receptorantagonisten	
Noemer	Aantal eerste voorschriften antacida of H_2-receptorantagonisten of protonpompremmers	
Benodigde data	Prescriptiegegevens: eerste voorschriften antacida of H_2-receptorantagonisten, protonpompremmers	

Bij *persisterende of recidiverende* klachten is de therapiekeuze gebaseerd op de aard van de gepresenteerde klachten en (indien bekend) de reactie op een eerder gegeven behandeling, alsmede de resultaten van aanvullend onderzoek.

Indien er sprake is van functionele maagklachten wordt geadviseerd gebruik van medicatie te beperken tot antacida en H_2-receptorantagonisten.

Proefbehandeling met een protonpompremmer is vooral geïndiceerd bij typische refluxklachten die onvoldoende reageren op H_2-receptorantagonisten. Indien de klachten hiermee verminderen, wordt in eerste instantie acht weken en vervolgens op geleide van de klachten intermitterend (steeds 2 tot 4 weken) of naar behoefte (volgens inzicht van de patiënt) behandeld. Hetzelfde beleid geldt voor patiënten bij wie tijdens endoscopie een niet-ernstige oesofagitis werd vastgesteld. De belangrijkste indicatie voor continue behandeling met een protonpompremmer is het bestaan van een ernstige oesofagitis; hiervan is slechts zelden sprake.

Aanbevolen wordt om alle patiënten met een positieve H. pylori-test eradicatietherapie voor te schrijven: een protonpompremmer in combinatie met twee antibiotica.

Tabel 10.5 H. pylori-eradicatie

		Referentiewaarde
Indicator	Percentage episodes maagklachten waarbij de H. pylori-test positief was en waarbij eradicatietherapie is voorgeschreven	Onbekend
Teller	Aantal episodes maagklachten en voorschrift H. pylori-eradicatietherapie	
Noemer	Aantal episodes maagklachten waarbij de H. pylori-test positief was	
Benodigde data	Episodes maagklachten (D-codes uit box 10.1); positieve H. pylori-test; voorschriften eradicatietherapie	

De NHG-Standaard is op dit punt aanzienlijk gewijzigd. Aangezien recente referentiewaarden niet aanwezig zijn, worden geen referentiegegevens gepresenteerd.

De NHG-Standaard beveelt aan bij chronische gebruikers van zuurremmers na te gaan wat de oorspronkelijke indicatie was en of er ooit een endoscopie is uitgevoerd.

Tabel 10.6 Chronisch gebruik zuurremmers

		Referentiewaarde
Indicator Teller Noemer	Aantal chronische gebruikers van zuurremmers Aantal patiënten met chronisch gebruik* zuurremmers Aantal patiënten in de praktijk	Zie tekst
Benodigde data	Aantal patiënten in de praktijk; prescriptiegegevens over zuurremmers (antacidum of een H_2-receptorantagonist; en protonpompremmers)	
* Chronisch gebruik moet gedefinieerd worden, bijvoorbeeld gebruik van meer dan 12 weken of meer dan 90 tabletten in het laatste halfjaar		

Voor deze indicator geldt niet het principe hoe hoger de score hoe beter de kwaliteit. Informatie over het chronisch gebruik uit de eigen praktijk ten opzichte van een landelijk gemiddelde kan – indien noodzakelijk – gebruikt worden om een verbeteringsplan op te stellen. Onderzoek in huisartsenpraktijken in de regio Amsterdam liet zien dat gemiddeld 2% van alle patiënten meer dan twaalf weken per jaar zuurremmers gebruikte. Ongeveer 30% bleek een ulcusverleden te hebben, terwijl de meeste patiënten uit deze groep nog geen H. pylori-eradicatie ondergingen en een kwart van de langdurige gebruikers geen nadere diagnostiek had ondergaan.[5]

Referenties

1. Linden M van der, Westert GP, Bakker DH de, Schellevis FG. Tweede Nationale Studie naar ziekten en verrichtingen in de huisartspraktijk. Klachten en aandoeningen in de bevolking en in de huisartsenpraktijk. Utrecht/Bilthoven: NIVEL/RIVM 2004.
2. Numans ME, Wit NJ de, Dirven JAM, Hurenkamp GJB, Meijer QCM, Muris JWM, et al. NHG-standaard Maagklachten (tweede herziening). Huisarts Wet 2003;46(12):690-700.
3. Krol NK, Spies T, Balen J van, Hartman J, Wensing M, Grol R. Management of dyspepsia in general practice: an observational study. Quality in Primary Care 2003;11:173-80.
4. Braspenning JCC, Schellevis FG, Grol RPTM. Tweede Nationale Studie naar ziekten en verrichtingen in de huisartspraktijk. Kwaliteit huisartsenzorg belicht. Nijmegen/Utrecht: WOK/NIVEL 2004.
5. Hurenkamp GJB, Grundmeijer HGLM, Bindels PJE, Tytgat GNJ, Hulst RWM van der. Chronisch gebruik van maagzuursecretieremmende medicatie in de huisartsenpraktijk in de regio Amsterdam. Ned Tijdschr Geneeskd 1999; 143:410-3.

Hoofdstuk II

GEESTELIJKE GEZONDHEIDSZORG

N.G.C.B. van Lin, M.G.H. Laurant en L. Pijnenborg

Huisartsen spelen als poortwachter van de zorg een belangrijke rol bij de diagnostiek en behandeling van patiënten met psychische en (psycho)sociale aandoeningen.[1,2] Een groot deel van het ziekteaanbod in de huisartsenpraktijk bestaat uit psychische en (psycho)sociale problemen.[3] Huisartsen beschikken over een goede positie om psychische aandoeningen in een vroeg stadium te herkennen en kunnen daarom een belangrijke rol spelen in de diagnostiek op het gebied van psychische en (psycho)sociale aandoeningen. Toch worden deze patiënten soms niet tijdig herkend door de huisarts.[4,5] Door een vroegtijdige diagnostiek kunnen veel aandoeningen adequaat door de huisarts worden behandeld, waardoor er eerder en beter herstel optreedt.[6] Het beleid bestaat veelal uit voorlichting, begeleiding en/of medicamenteuze behandeling. De keuze voor de behandeling is onder meer afhankelijk van de ernst van de aandoening, lijdensdruk, voorkeur van de patiënt en mogelijkheden van de huisarts. De huisarts kan kiezen de patiënt zelf te behandelen of de patiënt te verwijzen naar de eerstelijns of gespecialiseerde geestelijke gezondheidszorg (GGZ). De indicatoren voor de geestelijke gezondheidszorg die hier worden beschreven, zijn gebaseerd op de NHG-Standaarden Depressie[7], Angststoornissen[8], Dementie[9], Problematisch alcoholgebruik[10], Slapeloosheid en slaapmiddelen[11].

II.1 Depressie

Depressie is een syndroomdiagnose waarbij sprake is van een aanhoudende depressieve stemming, die bijna dagelijks en het grootste deel van de dag aanwezig is. Er dienen vijf typische symptomen aanwezig te zijn, waaronder ten minste een van de twee kernsymptomen, te weten depressieve of sombere stemming en duidelijke vermindering van interesse of plezier.

DIAGNOSTIEK

In de diagnostische fase bij een mogelijke depressie richt het gesprek zich op de symptomen, de duur en het beloop en zal het suïciderisico worden beoordeeld. Op grond van de klachten van de patiënt kan de huisarts door middel van een anamnese en observatie nagaan of er een depressie bestaat. Wanneer voldaan wordt aan de criteria van vijf of meer symptomen, waaronder minimaal een van de twee kernsymptomen uit de lijst van negen, spreekt men van een depressieve stoornis. Deze symptomen moeten gedurende een periode van ten minste twee weken aanwezig zijn. Diverse onderzoeken hebben aangetoond dat een deel van de patiënten die bij de huisarts komen met een depressie niet als zodanig worden gediagnosticeerd, vooral omdat de patiënt zich aanvankelijk presenteert met wisselende lichamelijke symptomen of vage klachten. Het herkennen ofwel de prevalentie in de huisartsenpraktijk is daarom gedefinieerd als een kwaliteitsindicator. Het is immers van groot belang dat huisartsen depressies tijdig signaleren en accuraat diagnosticeren, vooral gezien het feit dat bij tijdige onderkenning door adequate behandeling het herstel kan worden bevorderd.[7] Een andere belangrijke indicator in de fase van de diagnostiek is het inschatten van het suïciderisico. Op basis van deze inschatting kan een passende behandeling worden voorgesteld.

Tabel 11.1 Prevalentie depressie voor mannen en vrouwen

ICPC	omschrijving	per 1000 patiënten	95% BI van	95% BI tot	mannen totaal	vrouwen totaal
P76	depressie	21,2	19,1	23,3	13,7	28,6
Benodigde data	Patiënten met depressie (P76); omvang praktijkpopulatie; geslacht					
Bron: Tweede Nationale Studie[3]						

Tabel 11.2 Inschatten suïciderisico

		Referentiewaarde
Indicator	Percentage episodes met een depressie waarbij suïciderisico is ingeschat	Onbekend
Teller	Aantal episodes met een depressie en een inschatting van het suïciderisico	
Noemer	Aantal episodes met een depressie	
Benodigde data	Episodes depressie (P76); inschattingen suïciderisico	

De behandeling van een depressieve patiënt kan voor de huisarts bestaan uit voorlichting, psychologische interventie of psychotherapie en eventueel medicamenteuze behandeling met antidepressiva. De keuze is afhankelijk van de aard van de depressieve stoornis en de gevolgen hiervan, zoals de mate van lijdensdruk of disfunctioneren van de patiënt, en wordt afgestemd op de voorkeuren, wensen en eventuele lichamelijke of psychiatrische co-morbiditeit van de patiënt.

MEDICAMENTEUZE BEHANDELING

De beslissing tot het voorschrijven van antidepressiva is afhankelijk van de mate en duur van de lijdensdruk en de voorkeur van de patiënt. Bij lichtere vormen van depressie worden geen antidepressiva aanbevolen, omdat hiervan geen relevante effecten te verwachten zijn. De voorlichting betreft zowel het beloop als de prognose en bij medicatie zullen ook de werking, de bijwerking en de duur van het voorschrijven aan bod moeten komen. De ernst van de depressie wordt niet omschreven in de diagnosecode. De score op de indicator geeft daarom alleen aan hoe vaak er in Nederland antidepressiva worden voorgeschreven bij een depressie. Hoe groter de variatie tussen qua opbouw vergelijkbare praktijken, des te meer reden is er om te veronderstellen dat de kwaliteit van het voorschrijven verbeterd kan worden. De NHG-Standaard zegt dat wanneer een antidepressivum wordt voorgeschreven, de huisarts kan kiezen voor een tricyclisch antidepressivum (TCA) of een selectieve serotonineheropnameremmer (SSRI).[7]

Tabel 11.3 Voorschrijven van antidepressiva bij depressie

		Referentiewaarde
Indicator	Percentage episodes met depressie waarbij antidepressiva zijn voorgeschreven	68,0%
Teller	Aantal episodes met depressie en voorschrift antidepressivum	
Noemer	Aantal episodes met depressie	s.d. = 12,3
Benodigde data	Episodes depressie (P76); voorschriften antidepressiva	
Bron: Tweede Nationale Studie, MIND[12]		

De medicatie dient ten minste vier tot zes weken in voldoende dosis te worden voorgeschreven voordat een oordeel over het effect kan worden gegeven. Bij voldoende respons dient de medicatie te worden gecontinueerd tot zes maanden na het verdwijnen van de depressieve symptomen. Vaak stoppen patiënten voortijdig met hun medicatie vanwege bijwerkingen of het uitblijven van verbetering. De kans op een recidief is dan beduidend hoger.[7]

Tabel 11.4 Duur voorschrift antidepressiva ten minste zes maanden

		Referentiewaarde
Indicator	Percentage episodes met depressie waarbij een antidepressivum voor ten minste 6 maanden is voorgeschreven, bij voldoende effect gemeten na 6 weken	Onbekend
Teller	Aantal episodes met depressie en voorschrift antidepressivum met een duur van minstens 6 maanden	
Noemer	Aantal patiënten met depressie en voorschrift antidepressivum met een duur van minstens 6 weken	
Benodigde data	Episodes depressie (P76); voorschriften antidepressiva, duur voorschriften	

NIET-MEDICAMENTEUZE BEHANDELING

De huisarts kan in samenspraak met de patiënt besluiten om zelf tot een psychologische interventie of psychotherapie over te gaan, of een verwijzing voorstellen. Niet elke huisarts in Nederland is momenteel voldoende toegerust om tot een psychologische interventie over te gaan. In dat geval of op verzoek van de patiënt kan een psychologische interventie plaatsvinden bij een (eerstelijns) psycholoog. Een dergelijke verwijzing kan ook plaatsvinden bij onvoldoende effect van de begeleiding en behandeling door de huisarts. Bij ernstig psychosociaal disfunctioneren en een sterk verhoogd suïciderisico wordt aanbevolen een psychiater te consulteren dan wel naar een psychiater te verwijzen.

11.2 Angststoornissen

Angststoornissen is een verzamelnaam voor verschillende typen angststoornissen, waarbij sprake is van buitensporige of onevenredig lang aanhoudende angst, die aanleiding geeft tot aanhoudend subjectief lijden en belemmering in het dagelijks functioneren. Volgens de DSM-IV worden angststoornissen onderverdeeld in paniekstoornis, agorafobie, specifieke fobie, sociale fobie, gegeneraliseerde angststoornis, obsessief-compulsieve stoornis en posttraumatische stressstoornis.[8] In de NHG-Standaard Angststoornissen wordt ook hypochondrie behandeld.

DIAGNOSTIEK

Vanwege de aspecifieke klachten waarmee de patiënt de huisarts bezoekt, wordt een angststoornis soms niet op tijd of helemaal niet herkend. Onderzoek uit het buitenland toont aan dat huisartsen in ongeveer een zevende van de gevallen een depressie of angststoornissen over het hoofd zien.[4] Het herkennen ofwel de prevalentie in de huisartsenpraktijk is daarom gedefinieerd als een kwaliteitsindicator. Als een angststoornis tijdig bij een patiënt wordt herkend, is deze vaak behandelbaar in de eerste lijn.

Tabel 11.5 *Prevalentie angststoornissen voor mannen en vrouwen*

ICPC	omschrijving	per 1000 patiënten	95% BI van	tot	mannen totaal	vrouwen totaal
P74	angststoornissen	7,1	6,0	8,2	4,5	9,6
Benodigde data	Patiënten met angststoornis (P74); omvang praktijkpopulatie; geslacht					
Bron: Tweede Nationale Studie³						

BEHANDELING

Zowel niet-medicamenteuze behandeling in de vorm van cognitieve gedragstherapie als medicamenteuze behandeling in de vorm van een antidepressivum is een goede eerstekeus-behandeling in de eerste lijn. Wat een optimum is bij de beschreven indicatoren, is lastig uit te maken. Wel kan inzicht in de cijfers van de eigen praktijk ten opzichte van landelijke referentiecijfers een kwaliteitsdiscussie in de praktijk entameren. De uiteindelijke keuze wordt gemaakt in overleg met de patiënt. Deze keuze hangt af van de wens van de patiënt, van het type angststoornis, van de ernst en duur van de angststoornis, van de mate van subjectief lijden en van de aanwezigheid van co-morbiditeit in de vorm van depressie. In de begeleiding gaat de aandacht uit naar de vicieuze cirkel waarin de patiënt met een stoornis is terechtgekomen en naar het verkrijgen van inzicht in het ontstaansmechanisme van de angst en de factoren die de angst instandhouden. De effectiviteit van tricyclische antidepressiva (TCA's) of selectieve serotonineheropnameremmers

Tabel 11.6 *Voorschrijven of uitvoeren cognitieve gedragstherapie bij angststoornissen*

		Referentiewaarde
Indicator	Percentage episodes met angststoornis waarbij cognitieve gedragstherapie is voorgeschreven of uitgevoerd	Onbekend
Teller	Aantal episodes met angststoornis en voorschrift cognitieve gedragstherapie	
Noemer	Aantal episodes met angststoornis	
Benodigde data	Episodes angststoornis (P74); gegevens over cognitieve gedragstherapie (op voorschrift of in huisartspraktijk zelf uitgevoerd)	

Tabel 11.7 Voorschrijven van antidepressiva bij angststoornissen

		Referentiewaarde
Indicator	Percentage episodes met angststoornis waarbij antidepressiva zijn voorgeschreven	41,8%
Teller	Aantal episodes met angststoornis en voorschrift antidepressivum	
Noemer	Aantal episodes met angststoornis	s.d. = 19,1
Benodigde data	Episodes angststoornis (P74); voorschriften antidepressiva	

Bron: *Tweede Nationale Studie*, MIND[12]

(SSRI's) is vergelijkbaar bij de behandeling van een paniekstoornis, een obsessieve compulsieve stoornis, een posttraumatische stressstoornis en een gegeneraliseerde angststoornis.[8]

Het effect van antidepressiva treedt pas na enkele weken op. De huisarts dient het effect vier tot zes weken na instelling te evalueren. Bij voldoende effect dient de medicatie ten minste zes maanden gecontinueerd te worden. Indien zes weken na het instellen op de maximumdosis geen of onvoldoende effect is bereikt of er is sprake van onacceptabele bijwerkingen, dan schrijft de huisarts een ander antidepressivum voor.

Tabel 11.8 Duur voorschrift antidepressiva ten minste zes maanden

		Referentiewaarde
Indicator	Percentage episodes met angststoornis waarbij een antidepressivum voor ten minste 6 maanden is voorgeschreven, bij voldoende effect gemeten na 6 weken	Onbekend
Teller	Aantal episodes met angststoornis en voorschrift antidepressivum met een duur van minstens 6 maanden	
Noemer	Aantal patiënten met angststoornis en voorschrift antidepressivum met een duur van minstens 6 weken	
Benodigde data	Episodes angststoornis (P74); voorschriften antidepressiva, duur voorschriften	

11.3 Dementie

Dementie is een klinisch syndroom dat wordt gekenmerkt door stoornissen in de cognitieve functies, zoals geheugen, perceptie, ruimtelijk inzicht, verbaal en abstraherend vermogen, gepaard gaande met duidelijke beperkingen in het dagelijks functioneren. Aan dementie kunnen verschillende oorzaken ten grondslag liggen. Bij het merendeel van de gevallen wordt de dementie veroorzaakt door de ziekte van Alzheimer of door vasculaire dementie.

DIAGNOSTIEK

Met de groei van het aantal (hoog)bejaarden zal in toenemende mate een beroep op de huisarts worden gedaan voor ziekten die te maken hebben met het ouder worden, zoals dementie. De huisarts verkeert in een goede positie voor het vroegtijdig herkennen van dementie bij zijn patiënten. Door de continuïteit van de arts-patiëntrelatie is de huisarts in staat cognitieve stoornissen te signaleren. Uit onderzoek is echter gebleken dat er sprake is van onderdiagnostiek bij dementie in de huisartsenpraktijk. Oorzaken hiervoor kunnen onzekerheid over de diagnostiek en het ontbreken van een hulpvraag of gebrek aan tijd zijn.[9] Bij een vroegtijdige diagnose kan de familie tijdig anticiperen op eventuele verslechtering door het regelen van steun bij het uitvoeren van de verzorgingstaak en aanmelding voor dagbehandeling of verpleeghuis. Door goede ondersteuning van mantelzorgers kan opname in een verpleeghuis worden uitgesteld. Als kwaliteitsindicator is daarom het herkennen in de huisartsenpraktijk opgenomen.

Tabel 11.9 Prevalentie dementie voor mannen en vrouwen, uitgesplitst naar leeftijdscategorieën

ICPC	omschrijving	per 1000 patiënten	95% BI van	95% BI tot	mannen totaal	vrouwen totaal
P70	dementie: totaal dementie: 65-74 jaar dementie: ≥ 75 jaar	1,7	1,5	1,9	1,2 3,3 22,0	2,3 2,8 28,3
Benodigde data	Patiënten met dementie (P70); omvang praktijkpopulatie; leeftijd en geslacht					
Bron: *Tweede Nationale Studie*[3]						

VOORLICHTING EN BEGELEIDING

Het geven van voorlichting en begeleiding bij dementie beperkt zich niet alleen tot de patiënt, maar betreft nadrukkelijk ook de naasten. De huisarts geeft informatie over deze geleidelijk progressieve aandoening en bespreekt de coördinatie van de begeleiding van de patiënt en de betrokken hulpverleners en mantelzorgers.

11.4 Problematisch alcoholgebruik

De diagnose problematisch alcoholgebruik wordt gesteld indien er sprake is van: lichamelijke, psychische en/of sociale problemen die naar alle waarschijnlijkheid een relatie hebben met regelmatig of veelvuldig alcoholgebruik.

DIAGNOSTIEK

De huisarts herkent slechts een deel van de probleemdrinkers als zodanig. Oorzaak hiervoor is het feit dat patiënten niet met deze klacht op het spreekuur komen of het zelf niet als een probleem zien. Verder kan het aspecifieke beeld de herkenning bemoeilijken en ten slotte kan de huisarts moeite hebben om het probleem ter sprake te brengen. In toenemende mate wordt belang gehecht aan de rol van de huisarts bij het vroegtijdig signaleren van overmatig alcoholgebruik. Vroegtijdige herkenning vergroot de kans op een succesvolle interventie. Overmatig alcoholgebruik komt vaker voor bij mannen dan bij vrouwen.[10]

Tabel 11.10 Prevalentie problematisch alcoholgebruik voor mannen en vrouwen

ICPC	omschrijving	per 1000 patiënten	95% BI van	95% BI tot	mannen totaal	vrouwen totaal
P15	chronisch alcoholgebruik	1,7	1,4	2,0	2,6	0,9
P16	acuut alcoholgebruik	0,3	0,2	0,4	0,4	0,2
Benodigde data	Patiënten met chronisch alcoholgebruik (P15) en acuut alcoholgebruik (P16); omvang praktijkpopulatie; geslacht					

Bron: Tweede Nationale Studie[3]

11.5 Chronisch slaapmiddelengebruik

Van chronisch slaapmiddelengebruik is sprake wanneer een patiënt langer dan drie maanden gebruikmaakt van slaapmiddelen, al dan niet met slaapmedicatievrije tussenpozen van minder dan twee weken. Chronisch slaapmiddelengebruik vormt een onderdeel van de NHG-Standaard Slapeloosheid en Slaapmiddelen. Tegenwoordig worden benzodiazepinen het meest als slaapmedicatie gebruikt.

De NHG-Standaard biedt een strategie voor het stoppen van chronisch slaapmiddelengebruik.

BEHANDELING

Uit de NHG-Standaard blijkt dat bij chronische slaapstoornissen geen indicatie voor het gebruik van benzodiazepinen bestaat. Er zijn diverse nadelige gevolgen van chronisch benzodiazepinegebruik, zoals benzodiazepineverslaving, een verhoogd risico op verkeersongevallen, vallen met een heupfractuur tot gevolg en het optreden van geheugenstoornissen. Bovendien is uit huisartsgeneeskundig onderzoek gebleken dat de meeste chronische gebruikers van slaapmedicatie beter en in ieder geval niet slechter sliepen nadat de medicatie werd gestaakt. Benzodiazepinen zijn slechts incidenteel nodig bij acute psychosociale problemen, bij passagère verstoring van het dag-en-nachtritme, zoals bij een jet lag, en bij chronische somatische aandoeningen met aanhoudende klachten ondanks specifieke therapie. De NHG-Standaard adviseert om zo restrictief mogelijk voor te schrijven in een zo laag mogelijke dosering (bijvoorbeeld maximaal 5 tot 10 tabletten) en afspraken te maken over de wijze van gebruik (alleen wanneer nodig of intermitterend, bijvoorbeeld elke derde nacht) en duur van de medicatie en wanneer en hoe deze gestopt zal worden. Het beleid dient dus vooral terughoudend te zijn. De indicator betreft daarom een beschrijving van de mate waarin niet wordt voorgeschreven.

Tabel 11.11 Niet voorschrijven van hypnotica bij een slaapstoornis

		Referentiewaarde
Indicator	Percentage patiënten met een slaapstoornis, waarbij geen hypnotica zijn voorgeschreven	70,1%
Teller	Aantal patiënten met een slaapstoornis zonder een voorschrift hypnotica	
Noemer	Alle patiënten met een slaapstoornis	s.d. = 13,7
Benodigde data	Patiënten met slaapstoornis (P06); voorschriften hypnotica	
Bron: Tweede Nationale Studie, MIND[12]		

11.6 Het gesprek

De zorg voor psychische en (psycho)sociale problemen en aandoeningen in de huisartsenpraktijk zal voor een groot deel bestaan uit het voeren van een gesprek. In de diagnostische fase zal dit gesprek vooral betekenen: voorlichting geven over de aandoening en de prognose. Bij begeleiding door de huisarts kan het gesprek een psychologische interventie betekenen en soms het coördineren van de zorg. Hoewel deze zorg heel belangrijk is, gaan de in dit hoofdstuk geformuleerde indicatoren geen van alle over dit type zorg. Het formuleren van indicatoren hierover is niet eenvoudig, omdat we niet alleen willen weten óf het gesprek c.q. de begeleiding wordt uitgevoerd, maar vooral dat het kwalitatief juist wordt uitgevoerd. Deze criteria zijn nog niet met voldoende 'evidence' beschikbaar.

Referenties

1. Verhaak P, Kerssens J, Rijk K de, Tiemens B, Vries W de, Hutsemaekers G. De huisarts als poortwachter van de GGZ. Med Cont 1999;28(21):772-4.
2. Heiligers JM, Verhaak PFM. De GGZ-poortwachterspositie van de huisarts. Utrecht: NIVEL, 2000.
3. Linden M van der, Westert GP, Bakker DH de, Schellevis FG. Tweede Nationale Studie naar ziekten en verrichtingen in de huisartspraktijk. Klachten en aandoeningen in de bevolking en in de huisartsenpraktijk. Utrecht/Bilthoven: NIVEL/RIVM, 2004.
4. Kessler D, Bennewith O, Lewis G, Sharp D. Detection of depression and anxiety in primary care: follow up study. BMJ 2002;325:1016-17.
5. Tiemens BG, Brink W van den, Meer K van der, Ormel J. Diagnostiek van depressie en angst in de huisartspraktijk. Huisarts Wet 1998;41:109-16.
6. Ormel J, Tiemens BG, Os TWDP van, Meer K van der, Jenner JA, Brink RHS van den. Betere herkenning en behandeling van depressie en soms sneller herstel na nascholing van huisartsen. Ned Tijdschr Geneeskd 1998;142:2572-6.
7. Marwijk HWJ van, Grundmeijer HGLM, Bijl D, Gelderen MG van, Haan M de, Weel-Baumgarten EM van, et al. NHG-Standaard Depressieve stoornis. Huisarts Wet 2003;46(11):614-23.
8. Terluin B, Heest FB van, Meer K van der, Neomagnus GJH, Hekman J, Aulbers LPJ, et al. NHG-Standaard Angststoornissen. Huisarts Wet 2004;47(1):26-37.
9. Wind AW, Gussekloo J, Vernooij-Dassen MJFJ, Bouma M, Boomsma LJ, Boukes FS. NHG-Standaard Dementie. Huisarts Wet 2003;46(13):754-67.
10. Meerkerk GJ, Aarns T, Dijkstra RH, Weisscher P, Njoo K, Boomsma LJ. NHG-Standaard Problematisch alcoholgebruik. Huisarts Wet 2005, in druk.
11. Knuistingh Neven A, Lucassen PLBJ, Bonsema K, Teunissen H, Bouma M, Verduijn MM. NHG-Standaard Slaapproblemen en slaapmiddelen. Huisarts Wet 2005, in druk.
12. Braspenning JCC, Schellevis FG, Grol RPTM. Tweede Nationale Studie naar ziekten en verrichtingen in de huisartspraktijk. Kwaliteit huisartsenzorg belicht. Nijmegen/Utrecht: WOK/NIVEL, 2004.

Hoofdstuk 12

BEWEGINGSAPPARAAT

H.J. Schers en A.C.M. Romeijnders

De huisarts wordt vaak geconfronteerd met aandoeningen van het bewegingsapparaat. Tien procent van alle klachten die in 2003 in de huisartsenpraktijk zijn gepresenteerd, betreft het bewegingsapparaat[1], waarmee dit de grootste categorie van aandoeningen is op basis van de ICPC-hoofdgroepen. Per 1000 patiënten ziet de huisarts op jaarbasis 267 nieuwe patiënten met klachten over het bewegingsapparaat en het prevalentiecijfer is 397 per 1000 patiënten per jaar.[2]

Bij klachten rondom het bewegingsapparaat is het belangrijk om goede voorlichting te geven, (pijn)klachten te bestrijden en gevolgen van de aandoening zoals disfunctioneren en ziekteverzuim tegen te gaan. Het is echter niet eenvoudig om hier valide indicatoren bij te maken. De indicatoren die in dit hoofdstuk worden beschreven, hebben daarom vooral betrekking op zaken die momenteel wel meetbaar zijn, zoals de diagnostiek (het maken van een röntgenfoto) en het verwijzen naar een fysiotherapeut of orthopeed.

12.1 Enkeldistorsie

Een enkeldistorsie is een overrekking of scheuring van een of meer delen van het laterale bandenapparaat van de enkel. Dit ontstaat wanneer het bandenapparaat onder spanning komt te staan door een inversietrauma. Een enkeldistorsie wordt in de huisartsenpraktijk veel gezien, de incidentie is 8-12 per 1000 patiënten per jaar.[1,2] De helft van deze letsels is sportgerelateerd. Als een patiënt na een inversietrauma in de huisartsenpraktijk wordt gezien, dan is de kans op een fractuur van de enkel gering, ongeveer 5%.[3]

DIAGNOSTIEK

De huisarts zal op grond van een aantal klinische criteria – de zogenaamde Ottawa ankle rules – besluiten of het maken van een röntgenfoto zinnig is. Als de patiënt direct na het trauma én in de onderzoekkamer de enkel kan belasten door het maken van vier stappen, en er is géén pijn bij palpatie van de basis van het os metatarsale van de vijfde straal, het os naviculare, of de achterzijde van de onderste 6 cm van de laterale of mediale malleolus, dan is er géén noodzaak om een röntgenfoto te laten maken. De kans op een fractuur is in die gevallen uitermate klein. In geval van twijfel zal de huisarts na een aantal dagen de enkel opnieuw beoordelen. De huisarts maakt bij een enkeldistorsie onderscheid tussen een eenvoudige distorsie en een enkelbandruptuur. De ernstgraad van de distorsie is relatief gering. Deze geneest zonder specifieke therapie. Wanneer er bij ernstiger klachten tijdens de herbeoordeling na 4-7 dagen sprake is van pijn aan de voorzijde van de malleolus én er is een verkleurend hematoom of een positieve voorste schuifladetest, dan is er sprake van een ruptuur. Deze leidt vaak tot een wat actievere benadering.

Tabel 12.1   Niet aanvragen röntgenfoto bij enkeldistorsie zonder fractuur

		Referentiewaarde
Indicator	Percentage episodes enkeldistorsie zonder fractuur waarbij geen röntgenfoto is aangevraagd	96,0%
Teller	Aantal episodes met enkeldistorsie zonder fractuur en zonder aanvraag röntgenfoto	
Noemer	Alle episodes met enkeldistorsie zonder fractuur	s.d. = 14,5
Benodigde data	Episodes enkeldistorsie (L77) zonder fractuur; aanvragen voor röntgenfoto	

Bron: Tweede Nationale Studie, MIND[4]; Gegevens betreffende een periode van drie maanden

VERWIJZING

Wanneer er sprake is van een klinisch evidente of röntgenologisch aangetoonde *fractuur*, dan verwijst de huisarts in het acute stadium naar de orthopedisch chirurg. Vrijwel altijd zal dit rechtstreeks gebeuren door de radioloog die de röntgenfoto beoordeelt. Als er sprake is van een enkelband*ruptuur*, dan zal de huisarts over het algemeen een behandeling met tapebandage voorstellen zodra de zwelling is geslonken. Wanneer de huisarts of assistente zelf geen tapebandages aanlegt, kan de huisarts de patiënt verwijzen naar een fysiotherapeut die hiermee wel ervaring heeft. Andere fysiotherapeutische behandelingen, zoals applicaties met UKG, ultrageluidbehandelingen, laser en diadynamische stroom zijn niet effectief gebleken. Bij een eenvoudige *distorsie* is specifieke therapie niet nodig. Eventueel kan een elastische zwachtel worden voorgeschreven.

Wanneer patiënten na een adequate behandeling en ondanks preventieve maatregelen forse beperkingen ondervinden door een onzeker gevoel, recidiverend zwikken of spierzwakte, dan kan de huisarts naar een fysiotherapeut verwijzen voor coördinatie- en spierkrachttraining.[5] Over het tijdstip waarop een dergelijke interventie effectief wordt, zijn onvoldoende gegevens voorhanden, maar in de praktijk wordt hiervoor vaak een periode van 6 tot 12 weken na het letsel gehanteerd. Bij sporters of disfunctioneren op het werk wordt soms vaker of eerder verwezen naar een fysiotherapeut. Bij onvoldoende effect van training kan overleg met of verwijzing naar een orthopedisch chirurg worden overwogen ter bespreking van de mogelijkheid van een secundaire reconstructie van het kapselbandapparaat.

Tabel 12.2 Niet verwijzen naar (orthopedisch) chirurg bij enkeldistorsie zonder fractuur

		Referentiewaarde
Indicator	Percentage episodes enkeldistorsie zonder fractuur waarbij niet verwezen is naar de (orthopedisch) chirurg	98,7%
Teller	Aantal episodes met enkeldistorsie zonder fractuur en zonder verwijzing naar (orthopedisch) chirurg	
Noemer	Aantal episodes met enkeldistorsie zonder fractuur	s.d. = 6,8
Benodigde data	Episodes enkeldistorsie (L77) zonder fractuur; verwijzingen orthopedisch chirurg	
Bron: Tweede Nationale Studie, MIND[4]		

Tabel 12.3 Niet verwijzen naar fysiotherapeut bij enkeldistorsie

		Referentiewaarde
Indicator	Percentage episodes enkeldistorsie waarbij niet verwezen is naar de fysiotherapeut	88,7%
Teller	Aantal episodes met enkeldistorsie zonder verwijzing naar fysiotherapeut	
Noemer	Aantal episodes met enkeldistorsie	s.d. = 13,1
Benodigde data	Episodes enkeldistorsie (L77); verwijzingen fysiotherapeut	
Bron: Tweede Nationale Studie, MIND[4]		

12.2 Schouderklachten

Schouderklachten kunnen in anatomische zin in een ruim gebied gelokaliseerd zijn. Er is sprake van schouderklachten wanneer pijn aanwezig is in het gebied vanaf de basis van de nek tot aan de elleboog, in rust of bij beweging van de bovenarm.[6] Schouderklachten hebben vaak nadelige gevolgen voor het dagelijks functioneren en de nachtrust. Ze zijn nogal eens chronisch; één jaar na het bezoeken van de huisarts heeft 40% van de patiënten opnieuw of nog steeds klachten, maar de helft tot twee derde van deze groep voelt zich desondanks genezen of consulteert hiervoor niet (opnieuw) de huisarts. Patiënten met heftige klachten zijn doorgaans na twee weken in belangrijke mate verbeterd. De incidentie van schouderklachten in de huisartsenpraktijk is ongeveer 15 tot 30 per 1000 patiënten per jaar. De Tweede Nationale Studie geeft een incidentie van 11,2 voor schouderklachten (L08) en een incidentie van 12,8 voor het schoudersyndroom (PHS: periarthritis humeroscapularis; L92) per 1000 patiënten per jaar in de huisartsenpraktijk.[2]

DIAGNOSTIEK

Uit onderzoek is gebleken dat het indelen van schouderklachten op grond van de aangedane anatomische structuur niet betrouwbaar is. De huisarts maakt daarom onderscheid tussen schouderklachten met en zonder passieve bewegingsbeperking. Schouderklachten *zonder* passieve bewegingsbeperking kenmerken zich vaak door een *painful arc*. De oorzaak ligt vaak in de subacromiale ruimte, maar kan ook te maken hebben met glenohumerale instabiliteit of sternoclaviculaire of acromioclaviculaire problematiek. Schouderklachten *met* passieve bewegingsbeperking worden gekenmerkt door een pijnlijke, passieve bewegingsbeperking in een of meer richtingen. De oorzaak ligt in een ontstekingsreactie, ofwel in de subacromiale ruimte, ofwel in het glenohumerale gewricht. Hoewel er weinig bekend is over de waarde van aanvullende diagnostiek, is het maken van röntgenfoto's meestal overbodig, omdat het geen invloed heeft op het beleid door de huisarts. Het maken van een röntgenfoto is wel zinnig bij een afwijkend beloop of bij verdenking op ernstige pathologie.[6]

Tabel 12.4 Niet aanvragen röntgenfoto bij schouderklachten

		Referentiewaarde
Indicator	Percentage episodes schouderklachten waarbij geen röntgenfoto is aangevraagd	98,3%
Teller	Aantal episodes met schouderklachten zonder aanvraag röntgenfoto	
Noemer	Aantal episodes met schouderklachten	s.d. = 6,8
Benodigde data	Episodes schouderklachten (L08); aanvragen voor röntgenfoto	
Bron: Tweede Nationale Studie, MIND[4]		

VERWIJZING

De huisarts kan schouderklachten behandelen met analgetica, lokale injecties of oefentherapie. Op zuiver wetenschappelijke gronden bestaat er geen duidelijke voorkeur voor een van de behandelingen. De NHG-Standaard stelt voor om in de eerste zes weken niet te verwijzen naar de fysio- of manuele therapeut. De reden hiervoor is dat het beloop bij veel patiënten gunstig is en er eerst behandeld kan worden met analgetica en lokale injecties.[7] Na zes weken kan wel een verwijzing worden overwogen. De voorkeur gaat daarbij uit naar een activerende, tijdsgebonden aanpak. Van fysiotechnische applicaties, zoals ultrageluid, transcutane elektrozenuwstimulatie (TENS) en interferentiestroom, is een klinisch relevant effect op het beloop van schouderklachten niet aangetoond.[10] Bij ernstige, langdurige klachten kan verwijzing naar een specialist worden overwogen.

Tabel 12.5 Niet verwijzen naar fysiotherapeut bij schouderklachten

		Referentiewaarde
Indicator	Percentage episodes schouderklachten, waarbij in de eerste 6 weken niet verwezen is naar de fysiotherapeut	73,7%*
Teller	Aantal episodes met schouderklachten zonder verwijzing naar fysiotherapeut in de eerste zes weken	
Noemer	Alle episodes met schouderklachten	s.d. = 16,2
Benodigde data	Episodes schouderklachten (L08); verwijzingen naar fysiotherapeut	

* De referentiewaarde betreft alle schouderklachten, dus niet alleen die uit de eerste zes weken. Bron: *Tweede Nationale Studie*, MIND[4]

12.3 Epicondylitis

Er is sprake van een epicondylitis lateralis – een tenniselleboog – wanneer de peesaanhechting van de extensoren van de pols ter plekke van de laterale epicondylus van de humerus ontstoken is. De epicondylitis medialis – de golfer's elbow – komt veel minder vaak voor, in dit geval is de aanhechting van de buigers van de pols aangedaan. Epicondylitis komt veel voor. Veel mensen bezoeken hun huisarts hiervoor niet. De incidentie van epicondylitis in de huisartsenpraktijk is 5 tot 7 per 1000 patiënten per jaar. In slechts 10% van de gevallen betreft het een epicondylitis medialis. De tweede Nationale Studie meldt een incidentie van 5,4 per 1000 patiënten per jaar in de huisartsenpraktijk voor de epicondylitis lateralis.[2]

DIAGNOSTIEK

De diagnose epicondylitis is met eenvoudig lichamelijk onderzoek te stellen. Er is drukpijn op de epicondylus en er is pijn bij flecteren of extenderen van de pols tegen weerstand. Aanvullend onderzoek is dan ook zelden aangewezen.[8]

VERWIJZING

Epicondylitis geneest niet snel. Veel patiënten houden langdurig last, gemiddeld ongeveer negen maanden. Allerlei interventies beïnvloeden het natuurlijke beloop van epicondylitis slechts in beperkte mate. Symptomatische pijnstilling is een mogelijkheid. Een recent onderzoek laat zien dat corticosteroïdinjecties superieur zijn voor de korte termijn voor wat betreft klachtenverlichting, maar op de lange termijn zijn er vaker restklachten.[9] De patiënt kan gedurende 1-3 dagen na de injectie meer pijn hebben. Andere bijwerkingen van steroïdinjecties zijn zeldzaam. Fysiotherapie is slechts marginaal beter gebleken dan afwachten.[9] De huisarts zal daarom volgens de NHG-Standaard in principe niet verwijzen naar de fysiotherapeut. De reden waarom de huisarts soms toch doorverwijst naar de fysiotherapeut is, omdat de patiënt dat wenst of omdat de fysiotherapeut een rol kan spelen bij het evalueren van de werkhouding en het bespreken van werkaanpassingen. Ook verwijzing naar de orthopeed of chirurg wordt in de Standaard niet aanbevolen omdat een chirurgische ingreep niet bewezen effectief is.

Tabel 12.6 *Niet verwijzen naar fysiotherapeut bij epicondylitis*

		Referentiewaarde
Indicator	Percentage episodes epicondylitis waarbij niet verwezen is naar de fysiotherapeut	78,9%
Teller	Aantal episodes met epicondylitis zonder verwijzing naar fysiotherapeut	
Noemer	Aantal episodes met epicondylitis	s.d. = 21,2
Benodigde data	Episodes epicondylitis (L93); verwijzingen naar fysiotherapeut	
Bron: Tweede Nationale Studie, MIND[4]		

Tabel 12.7 *Niet verwijzen naar orthopeed bij epicondylitis*

		Referentiewaarde
Indicator	Percentage episodes epicondylitis waarbij niet verwezen is naar de orthopeed	98,5%
Teller	Aantal episodes met epicondylitis zonder verwijzing naar orthopeed	
Noemer	Aantal episodes met epicondylitis	s.d. = 3,2
Benodigde data	Episodes epicondylitis (L093); verwijzingen orthopeed	
Bron: Tweede Nationale Studie, MIND[4]		

12.4 Aspecifieke lage rugpijnklachten

Lage rugpijn komt in de huisartsenpraktijk vaak voor. In meer dan 85% van de rugpijnklachten is er sprake van aspecifieke lage rugpijn, dat wil zeggen dat geen specifieke oorzaak voor de rugpijn aanwijsbaar is. Aspecifieke lage rugpijnklachten worden ingedeeld naar de duur van de klachten. Wanneer klachten korter dan zes weken bestaan, wordt gesproken van *acute* lage rugpijn; er is sprake van subacute lage rugpijn bij een klachtenduur van 6-12 weken en van chronische lage rugpijn bij klachten langer dan 12 weken.[10] Lage rugpijn komt in de huisartsenpraktijk vaak voor. De tweede Nationale Studie meldt een incidentie van 26,6 per 1000 patiënten per jaar in de huisartsenpraktijk voor aspecifieke lage rugpijnklachten.[2]

DIAGNOSTIEK

De diagnostiek bij lage rugpijn is gericht op het uitsluiten van specifieke oorzaken zoals het lumbosacraal radiculair syndroom, een maligniteit of reumatische aandoeningen. Over het algemeen kan dit met een goede anamnese en adequaat lichamelijk onderzoek. Wanneer er geen aanwijzing is dat een specifieke oorzaak de reden van de rugpijn is, dan is aanvullend onderzoek niet aangewezen. Röntgenfoto's hebben in dat geval geen meerwaarde, omdat er nauwelijks een relatie is tussen rugpijn en radiologische afwijkingen, zoals discusdegeneratie en geringe graden van spondylose.[10] Ook het beleid wordt er niet door beïnvloed. Het beleid is gericht op het bevorderen van bewegen en van het weer oppakken van activiteiten; de nadruk ligt hierbij op voorlichting en het geven van adviezen.

Tabel 12.8 Niet aanvragen röntgenfoto bij aspecifieke lage rugpijn

		Referentiewaarde
Indicator	Percentage episodes aspecifieke lage rugpijnklachten waarbij geen röntgenfoto is aangevraagd	99,3%
Teller	Aantal episodes met aspecifieke lage rugpijnklachten zonder aanvraag röntgenfoto	
Noemer	Aantal episodes met aspecifieke lage rugpijnklachten	s.d. = 1,9
Benodigde data	Episodes aspecifieke lage rugpijnklachten (L03); aanvragen voor röntgenfoto	
Bron: Tweede Nationale Studie, MIND[4]		

VERWIJZING

De meeste gevallen van lage rugpijn herstellen zonder specifieke behandeling. De huisarts start een activerende begeleiding, net als bij schouderklachten en epicondylitis gericht op het herstel van functioneren. Daarbij passen adviezen rondom het in beweging blijven en zo mogelijk blijven werken. Behandeling door een fysiotherapeut kan overwogen worden als de patiënt met bovenstaande aanpak er binnen twee tot drie weken niet in slaagt de activiteiten uit te breiden naar normaal.[12] Bij blijvend disfunctioneren kan verwezen worden naar een centrum met expertise op dit gebied. Bij twijfel over de oorzaak van de rugpijn kan verwezen worden naar een medisch specialist.

12.5 Niet-traumatische knieproblemen bij kinderen en adolescenten

De NHG-Standaard niet-traumatische knieproblemen bij kinderen en adolescenten geeft richtlijnen voor de diagnostiek en behandeling van kinderen en adolescenten met knieklachten die *niet* het gevolg zijn van een trauma. Dit betreft feitelijk een breed palet van klachten en aandoeningen. In de standaard gaat het globaal om standsafwijkingen bij jonge kinderen en pijnklachten bij adolescenten.[13] Knieklachten komen in de huisartsenpraktijk veel voor. In de besproken leeftijdsgroepen komen de ziekte van Osgood-Schlatter en aspecifieke osteochondropathia, zoals chondropathia patellae, de jumper's knee en de standafwijkingen genua valga of vara het meest voor. In de groep van 4- tot 15-jarigen ligt het prevalentiecijfer op 4,2 per 1000 patiënten per jaar in de huisartsenpraktijk.[2]

DIAGNOSTIEK

De huisarts kan meestal met behulp van anamnese en adequaat lichamelijk onderzoek de diagnose stellen. Er is geen eenvoudig onderzoek bekend dat de huisarts houvast geeft bij het bepalen of er serieuze verdenking is op ernstige pathologie, zoals maligne tumoren of osteomyelitis. Bij een dergelijke klinische verdenking kan röntgendiagnostiek een hulpmiddel zijn.

VERWIJZING

Bij jonge kinderen met ernstige dubbelzijdige standsafwijkingen of asymmetrie zal de huisarts verwijzen naar de orthopedisch chirurg om te bepalen welke therapeutische mogelijkheden er zijn. Bij *extra-articulaire* voorste knieproblemen, zoals veroorzaakt door de ziekte van Osgood-Schlatter, chondropathia patellae, een bursitis of een jumper's knee, is verwijzing in een vroeg stadium meestal niet aangewezen. Deze aandoeningen zijn in principe self-limiting, waarbij de huisarts kan begeleiden door bewegingsadviezen te geven. Wanneer er na zes weken nog steeds ernstige klachten zijn, kan overleg met de orthopeed aangewezen zijn.

Tabel 12.9 Niet verwijzen naar orthopeed bij niet-traumatische knieproblemen bij kinderen en adolescenten

		Referentiewaarde
Indicator	Percentage episodes met niet-traumatische knieproblemen bij kinderen en adolescenten (tot 22 jaar) waarbij niet verwezen is naar de orthopeed	99,5%
Teller	Aantal episodes met niet-traumatische knieproblemen bij kinderen en adolescenten (tot 22 jaar) zonder verwijzing naar de orthopeed	
Noemer	Aantal episodes met niet-traumatische knieproblemen bij kinderen en adolescenten (tot 22 jaar)	s.d. = 1,4
Benodigde data	Episodes niet-traumatische knieproblemen (L15, L94); leeftijd; verwijzingen naar orthopeed	
Bron: Tweede Nationale Studie, MIND[4]		

12.6 Niet-traumatische knieproblemen bij volwassenen

Ook de NHG-Standaard niet-traumatische knieproblemen bij volwassenen geeft richtlijnen voor de diagnostiek en behandeling van knieproblemen, die *niet* het gevolg zijn van een trauma. Artritis door reumatische aandoeningen en jicht vallen buiten het bestek van deze NHG-Standaard.[14] Bij volwassenen gaat het meestal om andere aandoeningen dan bij kinderen en adolescenten. Bij volwassenen betreft het gonartrose (L90), het iliotibiale frictiesyndroom, bursitis prepatellaris en de Baker-cyste. Ook voor deze aandoeningen geldt dat het natuurlijke beloop meestal gunstig is. Dat geldt natuurlijk in mindere mate voor de gonartrose en een Baker-cyste (alleen bij kinderen een redelijk gunstige prognose). Het beleid betreft in het algemeen een activerende benadering, voorlichting, instructie over eventuele oefeningen en over het gebruik van pijnstilling.

DIAGNOSTIEK

Aanvullend onderzoek wordt niet aanbevolen voor de beschreven aandoeningen, behalve wanneer er twijfel is over de diagnose. Er is geen duidelijk verband tussen de ernst van de klachten en de mate van gonartrose op een röntgenfoto.

VERWIJZING

De meeste patiënten met de beschreven aandoeningen hoeven niet verwezen te worden naar een medisch specialist. Het iliotibiale frictiesyndroom geneest vaak bij vermindering van activiteit en gedoseerde heropbouw van activiteiten. Bij persisterende klachten kan verwijzing naar een fysiotherapeut overwogen worden. Een Baker-cyste behoeft op zichzelf geen behandeling. Het beleid bij een eventueel onderliggende intra-articulaire behandeling is afhankelijk van de hiermee gepaard gaande klachten. Een recidiverende bursitis kan eventueel verwijderd worden door de chirurg of orthopeed. Patiënten met gonartrose en ernstige klachten en beperkingen kunnen in aanmerking komen voor een gewrichtsvervangende operatie. Ook fysiotherapie kan een gunstig effect hebben op de klachten en mobiliteit. Bij onvoldoende effect van leefregels en advies kan naar de fysiotherapeut verwezen worden.

Tabel 12.10 *Niet verwijzen naar orthopeed bij gonartrose*

		Referentiewaarde
Indicator	Percentage episodes met gonartrose waarbij niet verwezen is naar de orthopeed	92,8%
Teller	Aantal episodes gonartrose zonder verwijzing naar de orthopeed	
Noemer	Aantal episodes met gonartrose	s.d. = 13,3
Benodigde data	Episodes gonartrose (L90); verwijzingen naar orthopeed	
Bron: Tweede Nationale Studie, MIND[4]		

12.7 Traumatische knieproblemen

De NHG-Standaard traumatische knieproblemen bespreekt contusies en distorsies, kruis- en collaterale bandletsels, meniscusletsels en patellaluxaties. Kraakbeenletsels, patellapeesrupturen en totale rupturen van de collaterale banden blijven buiten beschouwing.[15] Voor de huisarts is het belangrijk om onderscheid te maken tussen intra- en extra-articulaire problematiek. Na onderzoek in de huisartsenpraktijk blijkt er in twee derde van de gevallen sprake van een contusie of distorsie. In 1 op de 10 gevallen blijkt er een letsel van een of meer banden en een meniscusletsel wordt gezien in 1 op de 15 gevallen. De huisarts behandelt het merendeel van de patiënten met traumatische knieklachten zelf. De incidentie van verstuiking/distorsie van de knie in de huisartsenpraktijk ligt op 3,7 per 1000 patiënten per jaar en de incidentie van acuut letsel van de meniscus/kniebanden op 1,6 per 1000 patiënten per jaar.

DIAGNOSTIEK

De huisarts beoordeelt tijdens het eerste contact of nadere diagnostiek door de orthopeed of het maken van een röntgenfoto noodzakelijk is. Dit is vooral het geval als er een verdenking bestaat op een fractuur. De indicaties voor snelle aanvullende diagnostiek zijn beperkt omdat deze meestal geen consequenties hebben voor het beleid.

VERWIJZING

De huisarts verwijst een patiënt direct naar de orthopeed bij een slotstand van de knie of wanneer er – eventueel na röntgenologische bevestiging – een fractuur is. Wanneer er sprake is van extra-articulair letsel, dan is verwijzing zelden aangewezen. Bij verdenking op intra-articulaire pathologie wordt de patiënt gevolgd. Bij een gunstig beloop is verwijzing niet noodzakelijk. Er is dan sprake van afnemende zwelling, langzame vermindering van pijn en toegenomen belastbaarheid. Bij aanhoudende klachten en beperkingen wordt verwezen naar de orthopeed. De indicator duidt op het terughoudende beleid bij verstuiking/distorsie van de knie (L78) en acuut letsel van de meniscus/kniebanden (L96).

Tabel 12.11 Niet verwijzen naar orthopeed bij traumatische knieproblemen

		Referentiewaarde
Indicator	Percentage episodes met traumatische knieproblemen waarbij niet verwezen is naar de orthopeed	89,6%
Teller	Aantal episodes traumatische knieproblemen zonder verwijzing naar de orthopeed	
Noemer	Aantal episodes met traumatische knieproblemen	s.d. = 14,2
Benodigde data	Episodes traumatische knieproblemen (L78, L96); verwijzingen naar orthopeed	
Bron: Tweede Nationale Studie, MIND[4]		

12.8 Osteoporose

De NHG-Standaard osteoporose bespreekt het beleid van de huisarts met betrekking tot osteoporose voor speciale categorieën patiënten: patiënten met een osteoporotische fractuur, patiënten die langer dan zes maanden ten minste 7,5 mg prednison per dag innemen en patiënten met algemene vragen over osteoporose.[14]

DIAGNOSTIEK

In de huidige NHG-Standaard wordt aangegeven dat de huisarts zich niet richt op case-finding, maar zich concentreert op specifieke groepen patiënten, waarvoor het effect van medicamenteuze interventie duidelijk is aangetoond. Vermoedelijk wordt in de komende NHG-Standaard wel aandacht gevraagd voor case-finding.[15] Hiermee wordt het herkennen en benoemen van deze patiëntengroep een kwaliteitsindicator. Om osteoporose te diagnosticeren kan de huisarts bij een vermoeden op een osteoporotische wervelfractuur eerst een röntgenfoto laten maken. Als er een fractuur is of wanneer de patiënt langdurig corticosteroïden gebruikt, laat de huisarts een botdichtheidsmeting (DEXA) verrichten. Wanneer er meerdere wervelfracturen worden aangetoond op de röntgenfoto, kan de DEXA achterwege blijven, omdat dit de diagnose osteoporose al zeker maakt.

Tabel 12.12 Prevalentie osteoporose voor mannen en vrouwen, uitgesplitst naar leeftijdscategorieën

ICPC	omschrijving	per 1000 patiënten	95% BI van	tot	mannen totaal	vrouwen totaal
L95	alle leeftijden 45-64 jaar 65-74 jaar ≥ 75 jaar	4,2	3,4	5,0	1,0 1,1 3,9 8,6	7,3 8,5 28,1 42,3
Benodigde data	Patiënten met osteoporose (L95); omvang praktijkpopulatie; leeftijd en geslacht patiënt					
Bron: Tweede Nationale Studie[2]						

BEHANDELING

De belangrijkste adviezen bij osteoporose liggen in de leefstijl. Voldoende lichaamsbeweging en voldoende intake van calcium zijn verreweg de belangrijkste maatregelen om osteoporose te voorkomen. Valpreventie is bij osteoporose eveneens belangrijk, vooral bij ouderen. Wanneer osteoporose bestaat, is van behandeling met bisfosfonaten aangetoond dat het de kans op nieuwe fracturen vermindert. De huisarts zal, wanneer de patiënt dit wenst, behandeling starten met een bisfosfonaat wanneer diens T-score minder is dan –2,5 (< 70 jaar) of diens Z-score minder dan –1,0 (> 70 jaar). Alleen wanneer er sprake is van insufficiënte intake (bij osteoporose < 1000-1200 mg/dag, bij gezonden < 500 mg/dag) zal ook aanvullend calcium worden gegeven. De behandeling met een bisfosfonaat zal de huisarts maximaal vijf jaar voortzetten. De behandeling is sterk afhankelijk van de wens van de patiënt. Met behulp van goede voorlichting door de huisarts kan deze zijn eigen afwegingen maken. Om inzicht te krijgen in de verschillende handelswijzen in de praktijk kan het voorschrijven van bisfosfonaten gezien worden als een kwaliteitsindicator, dat wil zeggen bij vergelijkbare praktijken zal het beleid tussen huisartsenpraktijken weinig verschillen. Het betreft een grove kwaliteitsindicator gericht op variatie tussen praktijken.

Tabel 12.13 Voorschrijven van bisfosfonaten bij osteoporose

		Referentiewaarde
Indicator	Percentage patiënten met osteoporose waarbij bisfosfonaten zijn voorgeschreven	42,8%
Teller	Aantal patiënten met osteoporose en voorschrift bisfosfonaten	
Noemer	Aantal patiënten met osteoporose	s.d. = 24,9
Benodigde data	Patiënten met osteoporose (L95); voorschriften bisfosfonaten	
Bron: Tweede Nationale Studie, MIND[4]		

Referenties

www.linh.nl

1. Linden M van der, Westert GP, Bakker DH de, Schellevis FG. Tweede Nationale Studie naar ziekten en verrichtingen in de huisartspraktijk. Klachten en aandoeningen in de bevolking en in de huisartsenpraktijk. Utrecht/Bilthoven: NIVEL/RIVM, 2004.
2. Goudswaard AN, Thomas S, Bosch WJHM van den, Weert HCPM van, Geijer RMM. NHG-Standaard Enkeldistorsie. Huisarts Wet 2000;43:32-7.
3. Braspenning JCC, Schellevis FG, Grol RPTM. Tweede Nationale Studie naar ziekten en verrichtingen in de huisartspraktijk. Kwaliteit huisartsenzorg belicht. Nijmegen/Utrecht: WOK/NIVEL, 2004.
4. Kerkhoffs GM, Rowe BH, Assendelft WJ, Kelly K, Struijs PA, Dijk CN van. Immobilisation and functional treatment for acute lateral ankle ligament injuries in adults. Cochrane Databas Syst Rev 2002;CD003762.
5. Winters JC, De Jongh AC, Windt DAWM van der, Jonquiere M, Winter AF de, Heijden GJMG van der, et al. NHG-Standaard Schouderklachten. Huisarts Wet 1999;42:222-31.
6. Green S, Buchbinder R, Hetrick S. Physiotherapy interventions for shoulder pain. Cochrane Database Syst Rev 2003;CD004258.
7. Assendelft WJJ, Rikken SAJJ, Mel M, Schoonheim PL, Schoemaker PJ, Dijkstra HR, et al. NHG-Standaard Epicondylitis. Huisarts Wet 1997;40:21-26.
8. Smidt N, Windt DA van der, Assendelft WJ, Deville WL, Korthals-de Bos IB, Bouter LM. Corticosteroid injections, physiotherapy, or a wait-and-see policy for lateral epicondylitis: a randomised controlled trial. Lancet 2002;359:657-62.
9. Faas A, Chavannes AW, Koes BW, Hoogen JMM van den, Mens JMA, Smeele IJM, et al. NHG-Standaard lage rugpijn. Huisarts Wet 1996;39:18-31.

10. Assendelft WJ, Morton SC, Yu EI, Suttorp MJ, Shekelle PG. Spinal manipulative therapy for low back pain. A meta-analysis of effectiveness relative to other therapies. Ann Intern Med 2003;138:871-81.
11. Turk Z, Celan D, Lonzaric D. Low back pain – what do we really know? Reumatizam 2002;49:16-20.
12. Cirkel W, Klaassen WRC, Kunst JA, Aarns TEM, Plag ECM, Goudswaard AN, et al. NHG-Standaard Niet-traumatische knieproblemen bij kinderen en adolescenten. Huisarts Wet 1998;41:246-51.
13. Plas CG van der, Dingjan RA, Hamel A, Jonker JC, Postema PhJ, Smorenburg HAAJ, et al. NHG-Standaard Traumatische knieproblemen. Huisarts Wet 1998;41:296-300.
14. Elders P, Keimpema JC van, Petri H, Matser A, Pigmans V, Bolhuis A, et al. NHG-Standaard Osteoporose. Huisarts Wet 1999;42:115-28.
15. Romeijnders A, Assendelft P. De herziene CBO-richtlijn Osteoporose en de huisarts (rubriek ingezonden). Huisarts Wet 2002;45:563.

Hoofdstuk 13

GYNAECOLOGIE EN OBSTETRIE

M.S. van Roosmalen en F.S. Boukes

Om een goede afstemming te bewerkstelligen tussen huisarts en gynaecoloog, draagt de huisarts zorg voor een adequate verwijzing naar de gynaecoloog en een goede voorlichting bij een eventuele verwijzing. Het is echter niet eenvoudig om valide educatie-indicatoren te maken die voldoende zeggen over de kwaliteit van het gegeven advies. Vaak ook omdat 'evidence' voor goede voorlichting ontbreekt. De indicatoren uit dit hoofdstuk hebben daarom vooral betrekking op diagnostiek of beleid waarvoor wel of geen indicatie bestaat voor verwijzing naar de gynaecoloog. De indicatoren in dit hoofdstuk zijn gebaseerd op de NHG-Standaarden: Vaginaal bloedverlies[1], Subfertiliteit[2], Zwangerschap en kraamperiode[3] en Miskraam[4].

13.1 Vaginaal bloedverlies

In de NHG-Standaard wordt onderscheid gemaakt tussen overvloedig, onregelmatig, tussentijds en postmenopauzaal bloedverlies, omdat het beleid in deze gevallen kan verschillen.

Voor het beleid bij postmenopauzaal bloedverlies is een indicator gemaakt. In de huisartsenpraktijk is de incidentie hiervan 1,6 per 1000 vrouwen per jaar.[5]

AANVULLEND ONDERZOEK

In de vruchtbare leeftijdsfase en rondom de menopauze is verwijzing voor diagnostische curettage zelden nodig omdat endometriumcarcinoom dan zeldzaam is. Bloedverlies na de menopauze vereist daarentegen een ander beleid, omdat er dan bij ongeveer 10% van de vrouwen sprake is van een maligniteit. Dit zal merendeels endometriumcarcinoom betreffen. Bij een eerste consult over postmenopauzaal bloedverlies dient een transvaginale echo te worden verricht ter bepaling van de endometriumdikte. Afhankelijk van de lokale situatie kan dit in eigen beheer plaatsvinden of via een verwijzing naar de gynaecoloog.

Tabel 13.1 Aanvraag transvaginale echo

		Referentiewaarde
Indicator	Percentage episodes postmenopauzaal bloedverlies waarbij een transvaginale echo is aangevraagd of is doorverwezen naar de gynaecoloog	Onbekend
Teller	Aantal episodes postmenopauzaal bloedverlies en aanvraag transvaginale echo c.q. verwijzing naar gynaecoloog	
Noemer	Aantal episodes postmenopauzaal bloedverlies	
Benodigde data	Episodes postmenopauzaal bloedverlies (X12); aanvragen transvaginale echo c.q. verwijzingen naar gynaecoloog	

13.2 Subfertiliteit

Als zwangerschap uitblijft bij meer dan één jaar onbeschermde, op conceptie gerichte coïtus, is er sprake van subfertiliteit. Bij vrouwen ouder dan 35 jaar wordt na meer dan zes maanden het beleid bij subfertiliteit gevolgd. De incidentie van sub-/infertiliteit in de huisartsenpraktijk is 2,1 per 1000 vrouwen per jaar en 0,7 per 1000 mannen per jaar.[5]

VERWIJZING

De huisarts gaat bij vragen over een onvervulde kinderwens in eerste instantie na hoe lang de kinderwens bestaat en hoe lang onbeschermde, op conceptie gerichte coïtus plaatsvindt. Als er sprake is van subfertiliteit verricht de huisarts oriënterend onderzoek naar de meest voorkomende oorzaken en bespreekt op grond daarvan de te verwachten spontane kans op zwangerschap. De factor tijd is hierbij van groot belang. Voor vrouwen tot en met 35 jaar wordt in het algemeen pas met diagnostiek gestart als er sprake is van subfertiliteit (ten minste één jaar onvervulde kinderwens). Bij vrouwen boven de 35 jaar wordt eerder begonnen met diagnostiek (ten minste een halfjaar onvervulde kinderwens) vanwege de aanzienlijk verminderde spontane zwangerschapskans.

De referentiewaarde is gebaseerd op een zeer beperkt aantal waarnemingen, waardoor deze niet betrouwbaar is. Het betreft een gegeven uit 19 praktijken over een periode van drie maanden. Het kwam in deze praktijken in totaal 24 keer voor. De hoge mate van spreiding kan verklaard worden uit het beperkte aantal waarnemingen. Deze indicator zou dus eigenlijk niet in het boek moeten worden opgenomen vanwege een te geringe betrouwbaarheid.

Tabel 13.2   Niet verwijzen naar gynaecoloog

		Referentiewaarde
Indicator	Percentage episodes subfertiliteit bij vrouwen jonger dan 35 jaar en een zwangerschapswens korter dan 12 maanden waarbij niet is verwezen naar een gynaecoloog.	97,7%
Teller	Aantal episodes subfertiliteit bij vrouwen jonger dan 35 jaar en een zwangerschapswens korter dan 12 maanden zonder verwijzing naar een gynaecoloog	
Noemer	Aantal episodes subfertiliteit bij vrouwen jonger dan 35 jaar en een zwangerschapswens korter dan 12 maanden	s.d. = 14,1
Benodigde data	Episodes subfertiliteit bij vrouwen (W15); verwijzingen naar gynaecoloog; leeftijd	
Bron: *Tweede Nationale Studie*, MIND[6]		

Er is toch voor deze presentatie gekozen om deze problematiek te demonstreren.

Een ander probleem met deze indicator is de diagnosecode W15. Deze code staat voor subfertiliteit, maar het gaat hier om het vermoeden. Binnen de LINH-praktijken wordt aangeraden de werkdiagnose te noteren. De code heeft daarmee twee betekenissen, terwijl wij hier alleen het vermoeden bedoelen.

13.3   Zwangerschap en kraamperiode

De taak van de huisarts in het eerste trimester van de zwangerschap is gericht op het signaleren en eventueel beïnvloeden van risicofactoren voor de gezondheid van moeder en kind. De huisarts gaat na of er een indicatie bestaat voor prenatale diagnostiek. De incidentie van een bevestigde zwangerschap in de huisartsenpraktijk is 14,0 per 1000 vrouwen per jaar.[5]

EDUCATIE EN ADVIES

Zwangeren die bij een zwangerschapsduur van 18 weken 36 jaar of ouder zijn, komen in aanmerking voor prenatale diagnostiek in verband met een verhoogde kans op foetale chromosoomafwijkingen. Als de huisarts een indicatie voor prenatale diagnostiek heeft vastgesteld, wordt de mogelijkheid van verwijzing voor prenatale diagnostiek besproken. De duur van de zwangerschap is momenteel moeilijk uit het HIS te halen. De indicator is daarom iets algemener gesteld en gaat voorbij aan de duur van 18 weken.

Tabel 13.3 Bespreken prenatale diagnostiek

		Referentiewaarde
Indicator	Percentage episodes bloedverlies tijdens zwangerschap waarbij de mogelijkheid van echoscopie is besproken	Onbekend
Teller	Aantal episodes bloedverlies tijdens zwangerschap en bespreking mogelijkheid van echoscopie	
Noemer	Aantal episodes bloedverlies	
Benodigde data	Episodes bloedverlies tijdens zwangerschap (W03); voorlichting over echoscopie	

13.4 Miskraam

Een miskraam is in de huisartsenpraktijk geen zeldzame gebeurtenis. Ongeveer 10% van de zwangerschappen eindigt in een klinisch herkenbare miskraam. De NHG-Standaard Miskraam geeft richtlijnen voor de diagnostiek en het beleid bij zwangeren die zich bij de huisarts melden met bloedverlies in de periode tot en met 16 weken vanaf de eerste dag van de laatste menstruatie. Bloedverlies tijdens de eerste 16 weken komt voor in ongeveer 20% van de zwangerschappen en is in ruim de helft van de gevallen het eerste teken van een miskraam. Bij de andere helft houdt het bloedverlies op en blijft de zwangerschap intact. De incidentie van bloedverlies tijdens de zwangerschap in de huisartsenpraktijk is 1,0 per 1000 vrouwen per jaar.[5]

EDUCATIE EN ADVIES

Bij vrouwen die zich melden met bloedverlies tijdens de eerste 16 weken van de zwangerschap bespreekt de huisarts de mogelijkheid van een echoscopie. Echoscopie geeft informatie over het al dan niet intact zijn van de zwangerschap. Een echoscopie is niet noodzakelijk als de vrouw in overleg

Tabel 13.4 Bespreken echoscopie

		Referentiewaarde
Indicator	Percentage zwangere vrouwen van 36 jaar of ouder waarbij de mogelijkheid van prenatale diagnostiek is besproken	Onbekend
Teller	Aantal zwangere vrouwen van 36 jaar of ouder en bespreking mogelijkheid van prenatale diagnostiek	
Noemer	Aantal zwangere vrouwen van 36 jaar of ouder	
Benodigde data	Zwangere vrouwen (W78); voorlichting: prenatale diagnostiek; leeftijd	

met de huisarts ervoor kiest om de periode van onzekerheid over het intact zijn van de zwangerschap af te wachten. Er wordt dan een afwachtend beleid gevolgd. De duur van de zwangerschap is momenteel moeilijk uit het HIS te halen. De indicator is daarom iets algemener gesteld en gaat voorbij aan de duur van 16 weken.

Referenties

1. Meijer LJ, Zwart S, Wemekamp H, et al. NHG-Standaard Vaginaal bloedverlies, mei 2001.
2. Wempe PA, Ponsioen BP, Hinloopen RJ, et al. NHG-Standaard Subfertiliteit, oktober 1998.
3. Oldenziel JH, Flikweert S, Daemers DOA, et al. NHG-Standaard Zwangerschap en kraamperiode. Huisarts Wet 2003;46:369-87.
4. Flikweert S, Wieringa-de Waard M, Meijer LJ, et al. NHG-Standaard Miskraam. Huisarts Wet 2004;47:147-55.
5. Linden M van der, Westert GP, Bakker DH de, Schellevis FG. Tweede Nationale Studie naar ziekten en verrichtingen in de huisartspraktijk. Klachten en aandoeningen in de bevolking en in de huisartsenpraktijk. Utrecht/Bilthoven: NIVEL/RIVM 2004.
6. Braspenning JCC, Schellevis FG, Grol RPTM. Tweede Nationale Studie naar ziekten en verrichtingen in de huisartspraktijk. Kwaliteit huisartsenzorg belicht. Nijmegen/Utrecht: WOK/NIVEL 2004.

Hoofdstuk 14

SEKSUEEL OVERDRAAGBARE AANDOENINGEN

M.S. van Roosmalen en J. van Lieshout

In de nieuwe NHG-Standaard 'Het SOA-consult'[1] staan de veelvoorkomende seksueel overdraagbare aandoeningen (SOA's) bij elkaar: Chlamydia-infectie, gonorroe, trichomoniasis, syfilis, herpes genitalis, condylomata acuminata, hepatitis-B, HIV-infectie en schaamluis. De oude NHG-Standaarden over herpes genitalis, condylomata acuminata en urethritis bij mannen komen te vervallen. Het beleid bij een urethritis bij de man wordt bepaald door de grote kans op een SOA. De NHG-Standaard Fluor Vaginalis[2] blijft bestaan omdat fluor vaginalis vaak niet SOA-gerelateerd is. De NHG-Standaard Pelvic Inflammatory Disease[3] blijft bestaan vanwege de uitgebreide, specifieke diagnostische overwegingen.

Ten tijde van het ontwikkelen van de indicatoren was de nieuwe richtlijn nog niet gepubliceerd. De nieuwe richtlijn besteedt veel aandacht aan voorlichting. Hiervoor zijn nog geen indicatoren ontwikkeld. Daarnaast is in de nieuwe richtlijn een actiever testbeleid opgenomen. In de oude richtlijnen was men terughoudender met testen. Voor PID en urethritis waren indicatoren ontwikkeld, maar bij het verzamelen van de gegevens in het kader van de Tweede Nationale Studie[4] bleek het aantal geregistreerde aandoeningen in de huisartsenpraktijk dusdanig gering dat er geen betrouwbare gegevens gepresenteerd kunnen worden. Deze indicatoren zijn daarom niet in dit boek opgenomen. Voor de volgende seksueel overdraagbare aandoeningen zijn indicatoren gepresenteerd: herpes genitalis en fluor vaginalis.

De huisarts ziet het merendeel van de mensen met seksueel overdraagbare aandoeningen. Naar schatting behandelt de huisarts 70% van de seksueel overdraagbare aandoeningen. Er zijn grote verschillen in het voorkomen van seksueel overdraagbare aandoeningen in praktijken. In praktijken in een zeer sterk verstedelijkt gebied komen seksueel overdraagbare aandoeningen meer dan twee keer zoveel voor. In Nederland is een Chlamydia-infectie waarschijnlijk de meest voorkomende SOA. De meeste seksueel overdraagbare aandoeningen zijn goed te behandelen mits de behandeling op tijd wordt ingezet. Zonder behandeling kunnen sommige seksueel overdraagbare aandoeningen op de lange duur leiden tot ernstige ontstekingen, infertiliteit en andere gezondheidsschade.

14.1 Herpes genitalis

Herpes genitalis is een virale seksueel overdraagbare aandoening die wordt veroorzaakt door het herpes-simplex-virus. In ongeveer 80% van de gevallen van herpes genitalis is type 2 de oorzaak en in ongeveer 20% type 1. De incidentie in de huisartsenpraktijk bedraagt ongeveer 0,4 per 1000 vrouwen en 0,2 per 1000 mannen per jaar.[5]

MEDICAMENTEUZE BEHANDELING

Voor herpes genitalis is geen curatieve therapie beschikbaar. De ziekteverschijnselen genezen meestal binnen enkele weken, maar het virus blijft latent aanwezig. Behandeling van een eerste infectie met een antiviraal middel heeft geen invloed op de frequentie van recidieven. Er zijn drie indicatiegebieden voor een orale antivirale behandeling met valaciclovir, famciclovir of aciclovir bij zwangeren. Bij een eerste episode met veel klachten kan een symptomatische antivirale behandeling een aanzienlijke bekorting van de duur van de pijn, de laesies en de virusuitscheiding geven. Het heeft echter geen invloed op het optreden van recidieven. Bij frequente recidieven (meer dan zes keer per jaar) kan een langdurende profylactische antivirale behandeling worden overwogen. Het aantal recidieven en de ernst van de recidieven kunnen hiermee verminderd worden. Tevens wordt geadviseerd immuungecompromitteerde patiënten altijd te behandelen. Buiten deze drie indicatiegebieden is het doorgaans niet noodzakelijk om te behandelen met een antiviraal middel. Om het terughoudende beleid ten aanzien van een antiviraal middel vast te leggen is een indicator ontwikkeld.

Tabel 14.1 Niet voorschrijven oraal antiviraal middel

		Referentiewaarde
Indicator	Percentage episodes herpes genitalis waarbij geen orale antivirale middelen zijn voorgeschreven	89,9%*
Teller	Aantal episodes met herpes genitalis zonder voorschrift orale antivirale middel	
Noemer	Aantal episodes herpes genitalis	s.d. = 13,7
Benodigde data	Episodes herpes genitalis (X90 vrouwen, Y72 mannen); voorschriften orale antivirale middelen	

* De referentiewaarde heeft betrekking op het percentage episodes waarbij geen aciclovir is voorgeschreven, omdat ten tijde van de studie alleen nog aciclovir in de huisartsenpraktijk werd voorgeschreven. Bron: Tweede Nationale Studie, MIND[4]

14.2 Fluor vaginalis

Fluor vaginalis is het meest voorkomende gynaecologische probleem in de huisartsenpraktijk. Bij twee derde van de patiënten kan een microbiologische diagnose worden gesteld. Een infectie met *Candida albicans* is de meest voorkomende aandoening (circa 35%), gevolgd door bacteriële vaginose (circa 20%). Bij deze aandoeningen, die ongecompliceerd verlopen, vormt de ernst van de klachten de indicatie voor behandeling. Infecties met *Chlamydia trachomatis* en *Trichomonas vaginalis* zorgen ieder voor 5 tot 10% van de diagnosen, infectie met *Neisseria gonorhoeae* is zeldzaam (minder dan 1%). De NHG-Standaard beperkt zich tot vrouwen in de reproductieve levensfase (15 tot 55 jaar). De incidentie bedraagt 7,9 per 1000 vrouwen per jaar.[5]

DIAGNOSTIEK

Alleen bij risico op een SOA wordt aanvullend microbiologisch onderzoek verricht. Er wordt onderzoek gedaan naar *Chlamydia trachomatis*, *Trichomonas vaginalis*, en *Neisseria gonorhoeae*. Kweken op andere micro-organismen heeft geen zin. Wanneer er geen verdenking op een SOA is, is er bijna altijd een aandoening met een gunstig natuurlijk beloop (*Candida*, bacteriële vaginose of microbiologisch onverklaarde klachten). Om een indicatie te krijgen hoe vaak microbiologisch onderzoek wordt verricht, wordt gekeken naar het aantal aanvragen voor een Chlamydia-test. Of deze test gerechtvaardigd is, hangt af van het SOA-risico. Dit is echter niet eenvoudig te achterhalen in het elektronisch medisch dossier. Het is dus een grove indicator, die een discussie op gang kan brengen over de hoeveelheid terechte aanvragen van Chlamydia-diagnostiek. Idealiter zou de indicator moeten worden gedefinieerd als het percentage episodes met fluor vaginalis 'waarbij de vrouw een verhoogd risico op SOA heeft', waarbij diagnostiek op chlamydia is aangevraagd.

Tabel 14.2 Aanvraag Chlamydia-test

		Referentiewaarde
Indicator	Percentage episodes fluor vaginalis waarbij een Chlamydia-test is aangevraagd	27,1%
Teller	Aantal episodes fluor vaginalis en aanvraag Chlamydia-test	
Noemer	Aantal episodes fluor vaginalis	s.d. = 27,1
Benodigde data	Episodes fluor vaginalis (X14); aanvragen Chlamydia-test	
Bron: Tweede Nationale Studie, MIND4; Gegevens betreffen een periode van drie maanden		

Referenties

1. Bergen JEHM van, Dekker JH, Boeke AJP, Mastboom MT, Pijnenborg L, Lieshout J van. NHG-Standaard Het soa-consult. Huisarts Wet 2004;47:636-51.
2. Dekker JH, Boeke AJP, Damme D, et al. NHG-Standaard Fluor Vaginalis. Huisarts Wet 1994;37:70-78.
3. Dekker JH, Veehof LJG, Heeres PH, et al. NHG-Standaard Pelvic inflammatory disease. Huisarts Wet 1995;38:310-16.
4. Braspenning JCC, Schellevis FG, Grol RPTM. Tweede Nationale Studie naar ziekten en verrichtingen in de huisartspraktijk. Kwaliteit huisartsenzorg belicht. Nijmegen/Utrecht: WOK/NIVEL 2004.
5. Linden M van der, Westert GP, Bakker DH de, Schellevis FG. Tweede Nationale Studie naar ziekten en verrichtingen in de huisartspraktijk. Klachten en aandoeningen in de bevolking en in de huisartsenpraktijk. Utrecht/Bilthoven: NIVEL/RIVM 2004.

Hoofdstuk 15

UROLOGISCHE AANDOENINGEN

R.J. Wolters en J.S. Starreveld

In dit hoofdstuk over urologische aandoeningen staan achtereenvolgens de volgende NHG-Standaarden centraal: Bemoeilijkte mictie bij mannen[1], Incontinentie voor urine[2], Urineweginfecties[3], Urinesteenlijden[4] en Enuresis Nocturna[5].

15.1 Bemoeilijkte mictie bij oudere mannen

Mictieklachten (= Lower Urinary Tract Symptoms = LUTS) vormen een veelvoorkomend probleem bij oudere mannen. De prevalentie in de huisartsenpraktijk van prostaatsymptomen en -klachten (ICPC-code Y06) ligt in de leeftijdscategorie van 45 tot 65 jaar op 7,6 per 1000 patiënten en voor mannen tussen de 65 en 75 jaar op 25,2 per 1000 patiënten per jaar en voor mannen van 75 jaar en ouder op 24,0 per 1000 patiënten per jaar.[6] Gezien de vergrijzing van de bevolking zal het absolute aantal patiënten met deze klachten in de komende decennia waarschijnlijk stijgen. Veel patiënten lijken de klachten te accepteren als onderdeel van het verouderen. Gezien het feit dat het een aandoening is waarbij vooral de ervaren hinder beleidsbepalend is, hoeft het feit dat slechts een deel van de mannen met symptomen hiervoor medische hulp zoekt geen probleem te zijn. Bij deze patiënten is er overigens slechts een zwak verband tussen de ervaren klachten en de gegevens uit objectief onderzoek.

DIAGNOSTIEK

De diagnostiek gebeurt bij de huisarts vooral aan de hand van de in anamnese gepresenteerde klachten. Hierbij zal de aandacht vooral uitgaan naar de ervaren hinder en de aard van deze klachten (moeilijk op gang komen van de mictie, een zwakkere straal, moeilijk te bedwingen aandrang, minder goed kunnen uitplassen, toegenomen mictiefrequentie overdag en 's nachts). In de urologische praktijk en in klinisch onderzoek worden klachtenscorelijsten, zoals de International Prostate Symptom Score (IPSS) gehanteerd, vanwege de voorspellende waarde wat betreft klachtenverbetering na een operatieve behandeling en vanwege de veronderstelde waarde als monitorinstrument[7]; in de NHG-Standaard wordt de IPSS niet als diagnostisch instrument in de eerste lijn geadviseerd.[1] Het lichamelijk onderzoek bestaat uit inspectie van de buik, beoordelen van de penis op de aanwezigheid van een phimosis en het doen van een rectaal toucher. Het rectaal toucher wordt uitgevoerd om een volledig beeld te krijgen van de lokale status (obstipatie, rectumpathologie) en om een indruk te geven van de grootte van de prostaat. Bovendien kunnen eventuele andere oorzaken van bemoeilijkte mictie (zoals prostatitis) uitgesloten worden. Verder wordt er in ieder geval een urineonderzoek verricht, omdat differentiaaldiagnostisch een urineweginfectie moet worden uitgesloten. Dit onderzoek kan plaatsvinden door middel van een nitriettest, een sediment, uricult of kweek.

Tabel 15.1 Aanvraag urineonderzoek bij oudere mannen met bemoeilijkte mictie

		Referentiewaarde
Indicator	Percentage episodes bij mannelijke patiënten met bemoeilijkte mictie waarbij een urineonderzoek is aangevraagd	Onbekend
Teller	Aantal episodes van mannelijke patiënten met bemoeilijkte mictie en een aanvraag urineonderzoek	
Noemer	Aantal episodes van mannelijke patiënten met bemoeilijkte mictie	
Benodigde data	Episodes bemoeilijkte mictie (Y06); aanvragen urineonderzoek	

Een probleem bij de diagnostiek van mictieklachten is dat er bij veel patiënten (en huisartsen) de angst bestaat een ander, maar ook prostaatgerelateerd ziektebeeld te missen, namelijk het prostaatcarcinoom. De aanwezigheid van mictieklachten is echter geen reden om op zoek te gaan naar een mogelijke aanwezigheid van prostaatcarcinoom. Bemoeilijkte mictie is geen vroeg symptoom of 'risicofactor' voor prostaatcarcinoom; de prevalentie van prostaatcarcinoom is bij oudere mannen met bemoeilijkte mictie gelijk aan die

Tabel 15.2 Geen PSA-bepaling bij mannen met bemoeilijkte mictie

		Referentiewaarde
Indicator	Percentage episodes bemoeilijkte mictie bij mannen waarbij geen PSA-bepaling is aangevraagd	45,1%
Teller	Aantal episodes bemoeilijkte mictie bij mannen zonder aanvraag PSA-bepaling	
Noemer	Aantal episodes van mannelijke patiënten met bemoeilijkte mictie	s.d. = 38,9
Benodigde data	Episodes bemoeilijkte mictie (Y06); geslacht; aanvragen PSA-bepaling	
Bron: Tweede Nationale Studie, MIND[8]; genoemd cijfer betreft mannen onder de 70 jaar. Gegevens betreffen een periode van drie maanden		

bij oudere mannen zonder mictieklachten. Alleen op basis van mictieklachten een PSA-onderzoek doen is vergelijkbaar met screenen in een ongeselecteerde populatie, terwijl niet duidelijk is of screening op prostaatcarcinoom zinvol is. De NHG-Standaard adviseert dan ook de overweging van het PSA-onderzoek in de eerste lijn te beperken tot die situaties waar een sterk vermoeden bestaat van een prostaatcarcinoom bij mannen met een levensverwachting van minder dan tien jaar, met klinische aanwijzingen voor een metastase. Om dit terughoudende beleid in kaart te brengen is gekeken bij hoeveel mannen met prostaatsymptomen of -klachten géén PSA-bepaling is verricht.

MEDICAMENTEUZE BEHANDELING

Voor de behandeling van bemoeilijkte mictie is het geruststellen van de patiënt en het afwachten zeker een te overwegen optie. Op het moment dat de klachten als hinderlijk worden ervaren, kan er worden overgegaan tot het bespreken van medicamenteuze of (min of meer) invasieve therapieën. Er zijn weinig studies waarbij medicatie met een ingreep wordt vergeleken, maar een ingreep lijkt meer effect op de klachten te hebben. De zogenaamde alfablokkers lijken onderling weinig te verschillen in effectiviteit en werken beter dan placebo of finasteride.[1,7] Een proefbehandeling valt bij hinderlijke klachten te overwegen en moet na zes weken geëvalueerd worden. Bij succes kan na drie tot zes maanden gekeken worden of de patiënt ook weer zonder medicatie verder kan, omdat de mictieklachten een sterk wisselend beloop hebben en er vaak een verbetering van klachten op termijn kan optreden. De NHG-Standaard ziet in de eerste lijn geen plaats voor het starten van finasteride, omdat het vooral werkzaam is bij prostaten met een volume van boven de 40 ml (waarvoor echometing nodig is). De invloed van finasteride op de klachten is gering en het duurt lang voordat effect bereikt wordt. Voor finasteride is wel een reductie van het aantal complicaties van een vergrote prostaat (zoals acute urineretentie) beschreven. De huisarts kan wel na terugverwijzing zorg dragen voor herhaalreceptuur van finasteride.

Tabel 15.3 *Niet voorschrijven van finasteride*

		Referentiewaarde
Indicator	Percentage episodes bemoeilijkte mictie waarbij behandeling met finasteride is voorgeschreven	96,0%
Teller	Aantal episodes bemoeilijkte mictie en voorschrift finasteride	
Noemer	Aantal episodes bemoeilijkte mictie	s.d. = 8,8
Benodigde data	Episodes bemoeilijkte mictie (Y06); voorschriften finasteride	
Bron: Tweede Nationale Studie, MIND[8]		

15.2 Incontinentie voor urine

Onwillekeurig urineverlies is een probleem dat bij beide geslachten en op alle leeftijden voorkomt. Veel mensen zoeken voor deze klachten geen hulp en ondervinden belemmering om deze klachten te presenteren bij hun huisarts. Dit heeft tot gevolg dat er veel onderdiagnostiek is en veel onnodig lijden, omdat er, ook in de eerste lijn, therapeutische opties zijn met resultaat.[2] Het is daarom belangrijk voor de huisarts om het probleem te signaleren en goed het type incontinentie te diagnosticeren. Globaal vallen de klachten op te delen in urge-incontinentie, stressincontinentie en gemengde incontinentie.

Tabel 15.4 Prevalentie urine-incontinentie voor mannen en vrouwen, uitgesplitst naar leeftijdscategorieën

ICPC	omschrijving	per 1000 patiënten	95% BI van	95% BI tot	mannen totaal	vrouwen totaal
U04	totaal 45-64 jaar 65-74 jaar ≥ 75 jaar	6,0	4,8	7,2	2,1 1,2 5,6 21,0	9,9 11,8 22,6 51,0
Benodigde data	Patiënten met urine-incontinentie (U04); omvang praktijkpopulatie; leeftijd en geslacht patiënt					
Bron: Tweede Nationale Studie[6]						

Als bij vrouwen incontinentie voor urine is geconstateerd, is het zinvol om oefentherapie voor te schrijven. Hierbij moet in overweging worden genomen dat dit voor een deel van de patiënten niet zinvol is (bijvoorbeeld door gebrek aan motivatie of cognitieve problemen). Patiënten die er na instructie niet in slagen de juiste spieren aan te spannen, kunnen volgens de NHG-Standaard verwezen worden voor oefentherapie.

Tabel 15.5 Voorschrijven van oefentherapie

		Referentiewaarde
Indicator	Percentage vrouwen met incontinentie voor urine waarbij begeleiding gegeven is in oefentherapie	19,4%
Teller	Aantal vrouwen met incontinentie voor urine en een voorschrift oefentherapie	
Noemer	Aantal vrouwen met episode incontinentie voor urine	s.d. = 23,2
Benodigde data	Patiënten met incontinentie voor urine (U04); geslacht; voorschriften oefentherapie	
Bron: Tweede Nationale Studie, MIND[8], genoemd cijfer betreft verwijzing naar fysiotherapie		

15.3 Urineweginfecties

Urineweginfecties komen regelmatig voor. In de huisartsenpraktijk zijn urineweginfecties een frequente reden om naar de praktijk te komen: de incidentie bedraagt 38,5 per 1000 patiënten per jaar, waarbij meer dan 90% van de gevallen voorkomt bij vrouwelijke patiënten. De kans op het krijgen van een urineweginfectie neemt bij vrouwen duidelijk toe in de leeftijdsgroep van 15 tot 25 jaar en kent opnieuw een forse toename (voor zowel mannen als vrouwen) vanaf 65 jaar.[6] Over het algemeen blijft een urineweginfectie beperkt tot een oppervlakkige ontsteking van de mucosa van de blaas: men spreekt in dit geval ook wel van een blaasontsteking.[3]

MEDICAMENTEUZE BEHANDELING

Ondanks het feit dat een urineweginfectie zonder koorts veelal vanzelf overgaat, wordt in de richtlijnen toch een antibioticumkuur aanbevolen. Een belangrijke reden hiervoor is dat het een hinderlijke aandoening is die met behandeling sneller geneest. Daarnaast kan het gebruik van antibiotica mogelijk complicaties voorkomen. In het algemeen is bij overigens gezonde, niet-zwangere vrouwen ouder dan twaalf jaar sprake van een ongecompliceerde urineweginfectie. Hierbij kan in eerste instantie worden volstaan met behandeling met nitrofurantoïne of trimethoprim.[3] Alleen voor de behandeling van ongecompliceerde urineweginfecties is een indicator ontwikkeld.

Tabel 15.6 Voorschrijven middel van eerste keus bij urineweginfectie bij patiënten van 12 jaar en ouder

		Referentiewaarde
Indicator	Percentage episodes ongecompliceerde urineweginfectie bij patiënten van 12 jaar en ouder waarbij het antibioticum van eerste keus is voorgeschreven	73,1%
Teller	Aantal episodes ongecompliceerde urineweginfectie bij patiënten van 12 jaar en ouder en een antibioticumvoorschrift van eerste keus	
Noemer	Aantal episodes ongecompliceerde urineweginfectie bij patiënten van 12 jaar en ouder met voorschrift antibiotica	s.d. = 14,4
Benodigde data	Episodes ongecompliceerde urineweginfectie (U71); leeftijd; antibioticavoorschriften; eerste keus antibioticavoorschriften	

Bron: *Tweede Nationale Studie*, MIND[8]

De NHG-werkgroep die de Standaard Urineweginfecties opstelt, adviseert in de meest recente versie nitrofurantoïne als middel van eerste keus. De gevoeligheid voor trimethoprim is de laatste jaren afgenomen.[3]

De behandelingsduur is belangrijk. Bij een ongecompliceerde urineweginfectie bij vrouwen wordt voor het voorschrift nitrofurantoïne een kuur van vijf dagen aanbevolen.

Tabel 15.7 Voorschrijven juiste duur antibioticumkuur bij urineweginfectie bij vrouwen (12 jaar en ouder)

		Referentiewaarde
Indicator	Percentage episodes met enuresis nocturna bij 6-18-jarigen waarbij geen desmopressine is voorgeschreven	55,1%
Teller	Aantal episodes met enuresis nocturna bij 6-18-jarigen zonder voorschrift desmopressine	
Noemer	Aantal episodes met enuresis nocturna bij 6-18-jarigen	s.d.= 34,5
Benodigde data	Episodes enuresis nocturna(P12); leeftijd; voorschiften desmopressine	
Bron: Tweede Nationale Studie, MIND[8]		

15.4 Urinesteenlijden

De incidentie van urinesteenaanvallen in de huisartsenpraktijk is 2,4 per 1000 patiënten per jaar.[6] In de acute fase van de urinesteenaanval staat de behandeling van de pijn op de voorgrond. In de postacute fase komen de toetsing van de diagnose en het beleid bij urinesteenlijden op langere termijn aan de orde. De kans op een recidief is vrij aanzienlijk, hoewel lange tijd kan verstrijken voor zich weer een steen aandient. Tien jaar na de eerste aanval heeft de helft van de patiënten een tweede gehad, na 25 jaar zelfs driekwart.[4] De meest voorkomende urinewegstenen bestaan uit calciumoxalaat (ruim 70%); deze zijn meestal kleiner dan 2 cm. Urinezuur-, struviet- en cystinestenen kunnen aanleiding geven tot vorming van de zogenaamde koraalstenen en kunnen het hele nierbekken verstoppen. Veel van het ontstaansmechanisme van urinestenen is onduidelijk.

MEDICAMENTEUZE BEHANDELING

De pijn wordt met een NSAID intramusculair of rectaal bestreden. Geadviseerd wordt diclofenac intramusculair (75 mg) of rectaal (100 mg) en maximaal 200 mg per 24 uur. Intramusculaire toediening geeft effect binnen dertig minuten (rectaal toediening ongeveer een kwartier later). De pijnstilling zou ongeveer 6 uur stand moeten houden. Bij onvoldoende effect van een NSAID wordt een opiaat gegeven, subcutaan of intramusculair morfine 10 mg. Het verdient aanbeveling om een recept voor diclofenac zetpillen bij de patiënt achter te laten, zodat de patiënt zelf een recidief kan bestrijden.

Tabel 15.8 Voorschrijven diclofenac

		Referentiewaarde
Indicator	Percentage episodes met urinesteenlijden waarbij diclofenac is voorgeschreven	94,7%
Teller	Aantal episodes met urinesteenlijden en voorschrift diclofenac	
Noemer	Aantal episodes met urinesteenlijden en pijnstillers	s.d. = 10,2
Benodigde data	Episodes urinesteenlijden (U95); voorschriften diclofenac	
Bron: Tweede Nationale Studie, MIND[8]		

VERWIJZING

De meeste stenen (85-95%) worden, deels klachtenvrij, spontaan geloosd binnen enkele dagen tot weken na de acute fase. In de acute fase hoeft de patiënt alleen verwezen te worden bij dubbelzijdig steenlijden of stenen bij kinderen jonger dan twaalf jaar en bij een atypisch beloop (zoals infectie, bij onbehandelbare pijn en aanwijzingen voor stuwing). Als de acute fase voorbij is en er blijken bij controle na een week nog klachten of een hematurie te bestaan, dan wordt aanvullend onderzoek geadviseerd (echo/buikoverzichtsfoto). Bij afwijkende bevindingen (steen > 8 mm, niet-zakkende steen of ernstige dilatatie) wordt verwezen.

Hoewel de kans op recidief redelijk is, bestaat er nog geen effectieve preventie van urinestenen. Bij een klein deel van het recidiverend steenlijden is het, afhankelijk van het soort stenen, mogelijk met medicamenteuze therapie recidieven te voorkomen. Stenen uit calciumoxalaat of calciumfosfaatverbindingen zijn slechts in zeldzame gevallen geassocieerd met een on-

Tabel 15.9 Niet verwijzen naar uroloog

		Referentiewaarde
Indicator	Percentage episodes met urinesteenlijden waarbij niet verwezen is naar de uroloog	93,4%
Teller	Aantal episodes met urinesteenlijden zonder verwijzing naar de uroloog	
Noemer	Alle episodes met urinesteenlijden	s.d. = 16,9
Benodigde data	Episodes urinesteenlijden (U95); verwijzingen naar uroloog	
Bron: Tweede Nationale Studie, MIND[8]		

derliggend ziektebeeld. Routinematige screening van een patiënt met urinestenen op bijvoorbeeld hyperparathyreoïdie, renale tubulaire acidose of andere metabole afwijkingen is weinig zinvol, gezien de lage incidentie. Echter bij recidiverend steenlijden vaker dan drie à vier keer kan analyse van de opgevangen steen zinvol zijn en verwijzing naar een uroloog of internist worden overwogen. Andere redenen voor verwijzing zijn afhankelijk van persisterende sedimentafwijkingen, de grootte van de aanwezige steen en/of het bestaan van een dilatatie van de ureter. Doorgaans is een verwijzing naar de uroloog niet aan de orde.

15.5 Enuresis nocturna

Enuresis onderscheidt zich van incontinentie doordat de blaasontlediging volgens het patroon van een normale mictie verloopt, maar op een ongewenst moment en ongewenste plaats. Er is sprake van enuresis nocturna als een kind van zes jaar of ouder ten minste tweemaal per maand 's nachts in bed plast. Per jaar ziet de huisarts ongeveer twee nieuwe patiëntjes in een standaardpraktijk. Enuresis heeft veel mogelijke, eventueel gecombineerde oorzaken (familiair/erfelijk, obstipatie, interacties met andere gezinsleden of gezinsproblemen, verkeerde zindelijkheidstraining). Enuresis en gedragsproblematiek beïnvloeden elkaar wederzijds, maar wat primair is en wat secundair, is onduidelijk.[5] Indien de diagnose enuresis nocturna wordt vermoed, zal eerst een urineweginfectie moeten worden uitgesloten.

Tabel 15.10 Uitsluiten urineweginfectie bij enuresis nocturna

		Referentiewaarde
Indicator	Percentage episodes enuresis nocturna waarbij onderzoek naar urineweginfectie is verricht	Onbekend
Teller	Aantal episodes met enuresis nocturna en onderzoek naar urineweginfectie	
Noemer	Aantal episodes met enuresis nocturna	
Benodigde data	Episodes enuresis nocturna (P12); onderzoeken naar urineweginfectie	

MEDICAMENTEUZE BEHANDELING

Er zijn verschillende manieren van training van kinderen beschreven en onderzocht. Het werken met een plaswekker blijkt twee van de drie kinderen droog te krijgen en op de lange termijn tot dertien keer meer effectief te zijn dan niet behandelen. Het is echter een manier van werken die veel motivatie van ouders en kind vraagt. Bij het gebruik van een plaswekker werkt het bestaffen contraproductief. De droogbedtraining, een combinatie van een plaswekker met andere gedragstherapeutische maatregelen, lijkt niet geschikt voor de huisartsenpraktijk. Verschillende medicamenten worden voor enuresis nocturna gebruikt, waarbij alleen de desmopressine en tricyclische antidepressiva (imipramine, amitriptyline) beter scoren dan een placebo. Vooral desmopressine heeft een vrij snel effect in de reductie van het aantal nachten met een nat bed. Maar helaas is het effect niet van lange duur na het beëindigen van de behandeling. Het voorschrijven van desmopressine is de laatste stap in de behandeling van enuresis nocturna en zeker niet voor kinderen onder de zes jaar. Hoe lager het percentage op de beschreven indicator, hoe meer de vraag gesteld moet worden of er niet te snel met desmopressine is gestart.

Tabel 15.11 Niet voorschrijven desmopressine, 6-18-jarigen

		Referentiewaarde
Indicator	Percentage episodes met enuresis nocturna bij 6-18-jarigen waarbij geen desmopressine is voorgeschreven	55,1%
Teller	Aantal episodes met enuresis nocturna bij 6-18-jarigen zonder voorschrift desmopressine	
Noemer	Aantal episodes met enuresis nocturna bij 6-18-jarigen	s.d.= 34,5
Benodigde data	Episodes enuresis nocturna(P12); leeftijd; voorschiften desmopressine	
Bron: Tweede Nationale Studie, MIND[8]		

Referenties

1. Klomp MLF, Gercama AJ, Jong-Wubben JGM de, Mulders AHPW, Romeijnders ACM, Laan JR van der, et al. NHG-Standaard bemoeilijkte mictie bij oudere mannen (eerste herziening). Huisarts Wet 1997;40:114-24.
2. Lagro-Janssen ALM, Breedveldt Boer HP, Dongen JJAM van, Steeneken RF, Dijkstra RH, et al. NHG-Standaard Incontinentie voor urine. Huisarts Wet 1995;38:71-80.
3. Timmermans AE, Baselier PJAM, Winkens RAG, Arets H, Wiersma T. NHG-Standaard Urineweginfecties. Huisarts Wet 1999;42:613-22.
4. Dijksterhuis P, Koningsbruggen PJM van, Leqlercq RMFM, Wisse NCJ, Rosmalen CFH. NHG-Standaard Urinesteenlijden. Huisarts Wet 1997;40:491-502.
5. Dijk PA van, Boomsma LJ, Ubbink JTh, Veraart-Schelfhout LM, Dijkstra RH, Laan JR van der. NHG-Standaard: enuresis nocturna. Huisarts Wet 1996;39:459-70.
6. Linden M van der, Westert GP, Bakker DH de, Schellevis FG. Tweede Nationale Studie naar ziekten en verrichtingen in de huisartspraktijk. Klachten en aandoeningen in de bevolking en in de huisartsenpraktijk. Utrecht/Bilthoven: NIVEL/RIVM, 2004.

7. Barry MJ, Fowler FJ Jr, O'Leary MP, Bruskewitz RC, Holtgrewe HL, Mebust WK, et al. The American Urological Association symptom index for benign prostatic hyperplasia. The Measurement Committee of the American Urological Association. J Urol 1992;148:1549-57.
8. Braspenning JCC, Schellevis FG, Grol RPTM. Tweede Nationale Studie naar ziekten en verrichtingen in de huisartspraktijk. Kwaliteit huisartsenzorg belicht. Nijmegen/Utrecht: WOK/NIVEL, 2004.

Hoofdstuk 16

HUIDAANDOENINGEN

M.S. van Roosmalen en W.H. Eizenga

Huidaandoeningen komen veel voor in de huisartsenpraktijk. Veel huidaandoeningen kunnen door de huisarts zelf worden behandeld. Voor de volgende NHG-Standaarden over huidaandoeningen zijn indicatoren ontwikkeld: acne vulgaris[1], dermatomycosen[2], constitutioneel eczeem[3], ulcus cruris venosum[4], psoriasis[5] en bacteriële huidinfecties[6].

16.1 Acne vulgaris

Acne is een aandoening van de talgklierfollikel, gekenmerkt door een polymorf beeld van comedonen, papels, pustels en soms ook noduli en cysten. De incidentie en prevalentie van acne vulgaris in de huisartsenpraktijk zijn respectievelijk 3,2 en 8,5 per 1000 patiënten per jaar. Het betreft vooral patiënten in de leeftijdscategorie van 15 tot 24 jaar.[7]

VERWIJZING

De huisarts kan het merendeel van de patiënten met acne vulgaris zelf behandelen. Verwijzing is zelden nodig. Rekening houdend met de bijwerkingen en contra-indicaties kan de huisarts orale retinoïden zelf voorschrijven. De huisarts kan verwijzen naar de dermatoloog wanneer de huisarts zich over de toepassing van orale retinoïden niet voldoende zeker voelt.

Tabel 16.1 Niet verwijzen naar dermatoloog

		Referentiewaarde
Indicator	Percentage episodes acne vulgaris waarbij niet is verwezen naar een dermatoloog	98,3%
Teller	Aantal episodes acne vulgaris zonder verwijzing naar een dermatoloog	
Noemer	Aantal episodes acne vulgaris	s.d. = 4,1
Benodigde data	Episodes acne vulgaris (S96); verwijzingen naar dermatoloog	
Bron: Tweede Nationale Studie, MIND[8]		

16.2 Dermatomycosen

Dermatomycosen zijn aandoeningen van de huid, haren of nagels ten gevolge van een infectie door schimmels of gisten. Dermatomycosen komen frequent voor in de huisartsenpraktijk. De incidentie van dermatomycosen in de huisartsenpraktijk is 30,9 per 1000 patiënten per jaar.[7]

MEDICAMENTEUZE BEHANDELING

Oppervlakkige dermatomycosen zijn vrijwel altijd onschuldig en worden behandeld met lokale antimycotica. Bij de behandeling van oppervlakkige dermatomycosen in de huisartsenpraktijk hebben orale antimycotica slechts een zeer beperkte plaats, namelijk bij voetschimmel met mocassinpatroon en frequente recidieven van pityriasis versicolor. Voor onychomycosen is een eventuele orale behandeling afhankelijk van de klachten. Orale behandeling is tevens aangewezen indien er een verhoogde kans bestaat op secundaire infecties (diabetes mellitus, patiënten met stoornissen in het afweersysteem, verminderde arteriële of veneuze circulatie of lymfeafvloed). Voorts komen diepe dermatomycosen voor orale antimycotica in aanmerking.

Tabel 16.2 Niet voorschrijven orale antimycotica

		Referentiewaarde
Indicator	Percentage episodes dermatomycosen waarbij geen orale antimycotica zijn voorgeschreven	91,5%
Teller	Aantal episodes dermatomycosen zonder voorschrift orale antimycoticum	
Noemer	Aantal episodes dermatomycosen	s.d. = 6,8
Benodigde data	Episodes dermatomycosen (S74); voorschriften orale antimycotica	
Bron: Tweede Nationale Studie, MIND[8]		

16.3 Constitutioneel eczeem

Constitutioneel eczeem is een frequent voorkomende aandoening in de huisartsenpraktijk. De prevalentie bedraagt 15,8 per 1000 patiënten per jaar.[7] Het komt op alle leeftijden voor, maar vooral bij kinderen.

MEDICAMENTEUZE BEHANDELING

De lokale behandeling van de huidafwijkingen bij constitutioneel eczeem vindt stapsgewijs plaats. Bij een eerste manifestatie van constitutioneel eczeem wordt nagegaan of kan worden volstaan met indifferente therapie (stap 1). De keuze van de zalfbasis hangt af van de vochtigheidsgraad van de huidafwijking. Indien dit niet afdoende helpt, wordt overgegaan tot stap 2: lokale klasse 1- of 2-corticosteroïden. Bij ernstig, niet-nattend eczeem kan eventueel stap 1 worden overgeslagen. Bij ernstige klachten is men in een klein aantal gevallen aangewezen op behandeling met klasse-3-corticosteroïden (stap 3). De hieronder beschreven indicator zal nooit tot 100% optellen, omdat indifferente therapie vooral bij eerste manifestaties van mild eczeem wordt voorgeschreven en bij onderhoudsbehandelingen.

Tabel 16.3 Voorschrijven indifferente therapie

		Referentiewaarde
Indicator	Percentage episodes constitutioneel eczeem waarbij indifferente therapie is voorgeschreven	23,8%
Teller	Aantal episodes constitutioneel eczeem en voorschrift indifferente therapie	
Noemer	Aantal episodes constitutioneel eczeem	s.d. = 16,2
Benodigde data	Episodes constitutioneel eczeem (S87); voorschriften indifferente therapie	
Bron: Tweede Nationale Studie, MIND[8]		

VERWIJZING

De huisarts behandelt patiënten met constitutioneel eczeem in principe zelf. Patiënten met constitutioneel eczeem die niet reageren op de ingestelde therapie, kunnen naar een dermatoloog of terzake kundige kinderarts worden verwezen.

Tabel 16.4 Niet verwijzen naar dermatoloog/kinderarts

		Referentiewaarde
Indicator	Percentage episodes constitutioneel eczeem waarbij niet is verwezen naar een dermatoloog of kinderarts	96,9%
Teller	Aantal episodes constitutioneel eczeem zonder verwijzing naar een dermatoloog of kinderarts	
Noemer	Aantal episodes constitutioneel eczeem	s.d. = 3,5
Benodigde data	Episodes constitutioneel eczeem (S87); verwijzingen naar dermatoloog, kinderarts	
Bron: Tweede Nationale Studie, MIND[8]		

16.4 Ulcus cruris venosum

Onder ulcus cruris venosum of open been wordt verstaan een defect van de huid van het onderbeen tot in de subcutis of dieper, met weinig neiging tot genezing, dat is ontstaan op basis van chronische veneuze insufficiëntie. Het ulcus cruris venosum komt onder de 45 jaar vrijwel niet voor. Het aantal nieuwe gevallen stijgt met het vorderen van de leeftijd.

Voor ulcus cruris venosum bestaat geen aparte ICPC-code; het valt onder de ruime definiëring van ICPC-code S97. Hieronder vallen ulcus cruris, decubitis en chronische ulcus. De incidentie van ICPC-code S97 in de huisartsenpraktijk bedraagt 1,8 per 1000 mannen per jaar en 3 per 1000 vrouwen per jaar.[7]

BEHANDELING

Ambulante compressietherapie is de belangrijkste methode van behandeling van het open been. Dit kan in de meeste gevallen onder verantwoordelijkheid van de huisarts geschieden, in samenwerking met de wijkverpleegkundige of de praktijkassistent. Het werkingsmechanisme van de compressietherapie berust op het compenseren van de veneuze insufficiëntie. De veneuze afvloed wordt vergroot doordat de spierpompwerking wordt verbeterd, met als gevolg verlaging van de veneuze druk. Bij de ongecompliceerde vorm van het ulcus cruris op basis van chronische veneuze insufficiëntie is medicamenteuze therapie niet zinvol.

Tabel 16.5 Zelf uitvoeren van ambulante compressietherapie

		Referentiewaarde
Indicator	Percentage huisartsen dat bij ulcus cruris venosum ambulante compressietherapie zelf of onder eigen verantwoordelijkheid uitvoert	73,3%
Teller	Aantal huisartsen dat bij ulcus cruris venosum zelf ambulante compressietherapie uitvoert	
Noemer	Aantal huisartsen	s.d. = 39,5
Benodigde data	Omvang huisartspopulatie; zelf uitvoeren ambulante compressietherapie bij ulcus cruris venosum	
Bron: Visitatie Instrument Praktijkvoering (VIP)[8]		

VERWIJZING

De huisarts behandelt het ongecompliceerde ulcus cruris venosum in eerste instantie zelf. Verwijzing naar de dermatoloog is zelden nodig. Indicaties voor verwijzing zijn: een ulcus dat na twee maanden niet verbeterd is; ernstige varicose; grote, diepe ulcera die mogelijk chirurgisch kunnen worden gesloten; verdenking op maligniteit. Voor het terughoudende beleid wat betreft verwijzen naar de dermatoloog is een indicator ontwikkeld. Voor de berekening is gebruikgemaakt van de ruime diagnosecode S97; het cijfer betreft dus niet alleen (maar wel grotendeels) de verwijzing naar de dermatoloog bij ulcus cruris venosum. Het betreft een globale indicator.

Tabel 16.6 Niet verwijzen naar dermatoloog

		Referentiewaarde
Indicator	Percentage episodes ulcus cruris venosum waarbij niet is verwezen naar een dermatoloog	95,9%
Teller	Aantal episodes ulcus cruris venosum zonder verwijzing naar een dermatoloog	
Noemer	Aantal episodes ulcus cruris venosum	s.d. = 10,1
Benodigde data	Episodes ulcus cruris venosum (S97); verwijzingen naar dermatoloog	
Bron: Tweede Nationale Studie, MIND[8]		

16.5 Psoriasis

Psoriasis is een chronische erythematosquameuze huidaandoening die soms gepaard gaat met nagelafwijkingen of gewrichtsklachten. Psoriasis kan op iedere leeftijd ontstaan. De incidentie en prevalentie van psoriasis in de huisartsenpraktijk zijn respectievelijk 1,2 en 5,2 per 1000 patiënten per jaar.[7] Een derde van de patiënten heeft familieleden met psoriasis.

MEDICAMENTEUZE BEHANDELING

De behandeling van psoriasis is symptomatisch. De Standaard stelt een stapsgewijze behandeling voor. Bij volwassenen is een klasse-3-corticosteroïd of calcipotriol de eerste stap. Bij onvoldoende effect wordt gewisseld van middel. Indien dat middel evenmin voldoende resultaat geeft, wordt een combinatie van beide middelen toegepast: 's ochtends calcipotriol en 's avonds het corticosteroïd. De volgende stap is een klasse-4-corticosteroïd. Ditranol is een alternatief als calcipotriol of corticosteroïden onvoldoende effect of te veel bijwerkingen geven. Vanwege het frequent optreden van lokale irritatie en verkleuring van de huid en textiel is het de laatste keus. Hiervoor is geen kwaliteitsindicator ontwikkeld. Het is lastig om voor de stapsgewijze inzet van medicatie een kwaliteitsindicator te maken, omdat de diagnose alleen onvoldoende informatie biedt om het handelen te evalueren.

VERWIJZING

De huisarts behandelt psoriasis in principe zelf. Indicaties voor verwijzing naar de dermatoloog zijn: onvoldoende reactie op therapie na drie maanden; blijvende twijfel aan de diagnose; uitgebreide psoriasis (meer dan 10% van de huid aangedaan); psoriasis guttata, indien dit gepaard gaat met heftige klachten of niet in 4-6 weken geneest; erythrodermatische psoriasis; gegeneraliseerde psoriasis pustulosa.

Tabel 16.7 Niet verwijzen naar dermatoloog

		Referentiewaarde
Indicator	Percentage episodes psoriasis waarbij niet is verwezen naar een dermatoloog	90,8%
Teller	Aantal episodes psoriasis zonder verwijzing naar een dermatoloog	
Noemer	Aantal episodes psoriasis	s.d. = 9,9
Benodigde data	Episodes psoriasis (S91); verwijzingen naar dermatoloog	
Bron: Tweede Nationale Studie, MIND[8]		

16.6 Bacteriële huidinfecties

De NHG-Standaard Bacteriële huidinfecties bespreekt de behandeling van zowel oppervlakkige als diepe bacteriële infecties van de huid en huidadnexen.[6] Bovendien geeft deze Standaard richtlijnen voor profylaxe van huidinfecties bij (bijt)wonden, tekenbeten, recidiverende erysipelas en furunculosis.

Voor bacteriële huidinfecties bestaat geen aparte ICPC-code. Voor het genereren van spiegelgegevens uit het elektronisch medisch dossier (EMD) is het raadzaam om een aantal codes na te gaan: S11 (andere lokale infectie huid/subcutis) en S76 (andere infectie huid/subcutis). Over de incidentie van S11 en S76 in de huisartsenpraktijk bestaan wel gegevens: respectievelijk 7,9 en 5,1 per 1000 patiënten per jaar.[7]

MEDICAMENTEUZE BEHANDELING

Bij oppervlakkige huidinfecties is het advies om lokale antimicrobiële middelen met terughoudendheid toe te passen in verband met mogelijke resistentieontwikkeling en sensibilisatie. Door de lagere temperatuur van de huid kunnen sneller resistente stammen ontstaan dan bij systemische therapie. Bij diepe huidinfecties hebben lokale antibiotica geen plaats. De meeste bacteriële huidinfecties worden veroorzaakt door stafylokokken en streptokokken. De therapie dient dan ook hierop gericht te zijn. Een voorbeeld van zo'n diepe huidinfectie is erysipelas. Een smalspectrumantibioticum heeft de voorkeur. Breedspectrumantibiotica geven vaker gastro-intestinale bijwerkingen, veroorzaken méér resistentieproblemen en zijn bovendien duurder dan smalspectrumantibiotica. Alleen als er sprake is van een penicinillasevormende stafylokok is een ander antibioticum aangewezen. Er is voor het voorschrijfbeleid bij erysipelas een kwaliteitsindicator ontwikkeld, waarbij de ruime ICPC-code S76 (andere infectie huid/subcutis) is gehanteerd.

Tabel 16.8 Voorschrijven smalspectrumantibiotica

		Referentiewaarde
Indicator	Percentage episodes erysipelas waarbij smalspectrumantibiotica zijn voorgeschreven	32,7%
Teller	Aantal episodes erysipelas met een voorschrift voor smalspectrumantibiotica	
Noemer	Aantal episodes erysipelas en voorschrift antibioticum	s.d. = 25,9
Benodigde data	Episodes erysipelas (S76); voorschriften (smalspectrum)-antibiotica	
Bron: Tweede Nationale Studie, MIND[8]		

Referenties

1. Blom JJ, Brouwe A, Bruinsma J, et al. NHG-Standaard Acne vulgaris, januari 1999.
2. Kock CA de, Duyvendak RJP, Jaspar AHJ, et al. NHG-Standaard Dermatomycosen, oktober 1997.
3. Cleveringa JP, Embden Andres JH van, Meijer JS, et al. NHG-Standaard Constitutioneel eczeem, december 1996.
4. Schweitzer BPM, Doorenbosch J, Glotzbach R, et al. NHG-Standaard Ulcus cruris venosum, maart 2000.
5. Lantinga H, Ek JW, Nijman FC, et al. NHG-Standaard Psoriasis, mei 2004.
6. Boukes FS, Burgh JJ van der, Nijman FC, et al. NHG-Standaard Bacteriële huidinfecties, augustus 1998.
7. Linden M van der, Westert GP, Bakker DH de, Schellevis FG. Tweede Nationale Studie naar ziekten en verrichtingen in de huisartspraktijk. Klachten en aandoeningen in de bevolking en in de huisartsenpraktijk. Utrecht/Bilthoven: NIVEL/RIVM, 2004.
8. Braspenning JCC, Schellevis FG, Grol RPTM. Tweede Nationale Studie naar ziekten en verrichtingen in de huisartspraktijk. Kwaliteit huisartsenzorg belicht. Nijmegen/Utrecht: WOK/NIVEL, 2004.

Hoofdstuk 17

OOGAANDOENINGEN

T.H. Spies en G.M. van der Weele

De huisarts ziet vaak patiënten met oogklachten en -aandoeningen. Refractieafwijkingen worden in de huisartsenpraktijk gezien bij 2,7 per 1000 patiënten per jaar. De oogaandoening die het meest voorkomt is conjunctivitis (24,0 per 1000 patiënten per jaar).[1]

17.1 Oogheelkundige diagnostiek, in het bijzonder van refractieafwijkingen

In het kader van een adequaat verwijsbeleid is het gewenst dat de huisarts bij patiënten met visusklachten weet aan te geven in welke gevallen de oogarts noodzakelijk is en in welke gevallen met verwijzing naar de opticien of optometrist kan worden volstaan.[2] Een huisarts maakt voor zijn verwijsbeleid onder andere gebruik van kennis over hetgeen bekend is over het vóórkomen van oogaandoeningen die gepaard gaan met visusklachten. Bij kinderen tot zes jaar kan het gaan om ernstige hypermetropie, al dan niet in combinatie met strabisme en/of amblyopie. Bij patiënten van 65 jaar of ouder kan er sprake zijn van staar, maculadegeneratie of gevorderd glaucoom. Daarom is bij hen een verwijzing naar de oogarts aangewezen.[2] De tussenliggende leeftijdscategorie (6-65 jaar) echter, hoeft meestal niet naar de oogarts te worden verwezen, maar kan door de opticien goed geholpen

Tabel 17.1 Niet verwijzen naar oogarts bij patiënten van 6 tot 65 jaar met refractieafwijking

		Referentiewaarde
Indicator	Percentage episodes bij patiënten tussen de 6 en 65 jaar met refractieafwijkingen waarbij niet is verwezen naar oogarts	62,7%
Teller	Aantal episodes bij patiënten tussen de 6 en 65 jaar met refractieafwijking zonder verwijzing naar oogarts	
Noemer	Aantal episodes met refractieafwijking bij patiënten tussen de 6 en 65 jaar	s.d. = 33,7
Benodigde data	Episodes met refractieafwijking (F91); leeftijd; verwijzingen naar oogarts	

Bron: *Tweede Nationale Studie*, MIND[3]

worden. Om een indicatie te krijgen over het verwijsgedrag, wordt bekeken hoe vaak patiënten tussen de 6 en 65 jaar met refractieafwijkingen geen verwijzing krijgen voor de oogarts, omdat dit doorgaans niet geïndiceerd is.

17.2 Het rode oog, infectueuze conjunctivitis en allergische conjunctivitis

Huisartsen worden vaak geconfronteerd met patiënten die een rood oog (F02) hebben (2,9 per 1000 patiënten per jaar).[1] Slechts een klein deel van de gevallen betreft een ernstige aandoening, zoals keratitis (incidentie 2,3 per 1000 patiënten per jaar), iridocyclitis (incidentie 0,6 per 1000 patiënten per jaar) of acuut glaucoom (incidentie 0,4 per 1000 patiënten per jaar).[4] Meestal echter betreft het onschuldige aandoeningen zoals een infectueuze (F70) of een allergische conjunctivitis (F71), waarvoor een verwijzing naar de oogarts volgens de NHG-Standaard[5] niet noodzakelijk is (incidentie van respectievelijk 13,9 en 3,3 per 1000 patiënten per jaar).[1] Om een indicatie te krijgen over het verwijsgedrag wordt bekeken hoe vaak patiënten met conjunctivitis geen verwijzing krijgen voor de oogarts, omdat dit doorgaans niet geïndiceerd is.

Tabel 17.2 Niet verwijzen naar oogarts bij conjunctivitis

		Referentiewaarde
Indicator	Percentage episodes conjunctivitis waarbij niet is verwezen naar oogarts	98,5,%
Teller	Aantal episodes conjunctivitis zonder verwijzing naar oogarts	
Noemer	Aantal episodes conjunctivitis	s.d. = 1,9
Benodigde data	Episodes conjunctivitis (F70, F71); verwijzingen naar oogarts	
Bron: Tweede Nationale Studie, MIND[3]		

17.3 De uitzondering op de regel

De in dit hoofdstuk beschreven indicatoren zijn vooral van toepassing op de grote groep patiënten die zich aandienen met niet-ernstige/niet-visusbedreigende oogklachten. Indicatoren voor de uitzondering op de regel kunnen wel geconstrueerd worden, maar betreffen dan zulke kleine aantallen dat de betrouwbaarheid op praktijkniveau in het geding komt.

Referenties

1. Linden M van der, Westert GP, Bakker DH de, Schellevis FG. Tweede Nationale Studie naar ziekten en verrichtingen in de huisartspraktijk. Klachten en aandoeningen in de bevolking en in de huisartsenpraktijk. Utrecht/Bilthoven: NIVEL/RIVM, 2004.
2. Cleveringa JP, Oltheten JMT, Blom GH, Baggen MEJM, Wiersma Tj. NHG-Standaard M12 Refractieafwijkingen. Huisarts Wet 2001;44(8):350-5.
3. Braspenning JCC, Schellevis FG, Grol RPTM. Tweede Nationale Studie naar ziekten en verrichtingen in de huisartspraktijk. Kwaliteit huisartsenzorg belicht. Nijmegen/Utrecht: WOK/NIVEL, 2004.
4. Lisdonk EH van de, Bosch WJHM van den, Huygen FJA, Lagro-Jansen ALM (red). Ziekten in de huisartsenpraktijk. Maarssen: Elsevier/Bunge, 2003.
5. Blom GH, Cleveringa JP, Louisse AC, Bruin W de, Gooskens P, Wiersma Tj. NHG-Standaard M57 Het rode oog. Huisarts Wet 1996; 225-38.

Hoofdstuk 18

OORAANDOENINGEN

T.H. Spies en A.N. Goudswaard

In ongeveer 5% van alle consulten vormen oorklachten of ooraandoeningen de reden om de huisarts te bezoeken.[1] Bijna alle oorklachten kunnen door de huisarts zelf worden behandeld. De NHG-Standaarden over oorklachten zijn: Otitis media acuta, Otitis media met effusie (OME) bij kinderen, Otitis externa en Slechthorendheid.[2-5]

18.1 Otitis media acuta

Otitis media acuta komt veel voor (17,8 per 1000 patiënten per jaar) in de huisartsenpraktijk.[6] Het is voornamelijk een ziekte van jonge kinderen: grofweg de helft van alle gevallen wordt gediagnosticeerd bij kinderen tot vier jaar. Het belang van otitis media acuta voor de huisarts is gelegen in het feit dat het een aandoening betreft die bijna altijd onschuldig en self-limiting is. De huisarts kan deze aandoening doorgaans uitstekend zelf behandelen. In de richtlijnen wordt een terughoudend beleid voorgesteld wat betreft het voorschrijven van antibiotica, maar antibiotica worden wel geïndiceerd geacht bij kinderen onder de zes maanden, zodra de diagnose otitis media acuta is vastgesteld. Eveneens een risicogroep voor een afwijkend beloop – zij het in mindere mate – wordt gevormd door kinderen tussen een half en twee jaar. Voor de indicator ten aanzien van het antibioticabeleid is daarom

Tabel 18.1 Niet voorschrijven antibiotica bij kinderen ouder dan 24 maanden

		Referentiewaarde
Indicator	Percentage episodes otitis media acuta bij kinderen ouder dan 24 maanden waarbij geen antibiotica zijn voorgeschreven	56,1%
Teller	Aantal episodes otitis media acuta bij kinderen ouder dan 24 maanden zonder antibioticumvoorschrift	
Noemer	Aantal episodes otitis media acuta bij kinderen ouder dan 24 maanden	s.d. = 15,8
Benodigde data	Episodes otitis media acuta (H71); leeftijd; voorschriften antibiotica	
Bron: Tweede Nationale Studie, MIND[7]		

Tabel 18.2 Niet verwijzen naar KNO-arts

		Referentiewaarde
Indicator	Percentage episodes otitis media acuta waarbij niet is verwezen naar een KNO-arts	98,4%
Teller	Aantal episodes otitis media acuta zonder verwijzing naar KNO-arts	
Noemer	Aantal episodes otitis media acuta	s.d. = 2,1
Benodigde data	Episodes otitis media acuta (H71); verwijzingen naar KNO-arts	
Bron: Tweede Nationale Studie, MIND[7]		

gekozen voor de leeftijdsgroep vanaf 24 maanden. Een verwijzing naar een KNO-arts wordt niet nodig geacht bij een ongecompliceerde otitis media acuta.

18.2 Otitis media met effusie (OME) bij kinderen

OME is een aandoening die in de bevolking een hoge incidentie heeft (5,8 per 1000 patiënten per jaar; prevalentie van 7,6 per 1000 patiënten per jaar).[5] De huisarts krijgt frequent met deze aandoening te maken, hetzij naar aanleiding van klachten, hetzij als bevinding na preventief onderzoek (gehoorscreening). Bij kinderen jonger dan zes maanden wordt de diagnose vrijwel niet gesteld. Boven die leeftijd stijgt de incidentie tot ongeveer twee jaar en blijft hoog tot ongeveer zes jaar. Globaal geldt dat van de kinderen tussen één en zes jaar 80% een of meer episodes van OME doormaakt; de duur van deze episodes varieert van een maand tot langer dan een jaar. Na het zesde

Tabel 18.3 Niet verwijzen naar KNO-arts bij kinderen jonger dan twaalf jaar

		Referentiewaarde
Indicator	Percentage episodes otitis media met effusie bij kinderen jonger dan 12 jaar waarbij niet is verwezen naar een KNO-arts	88,9 %
Teller	Aantal episodes otitis media met effusie bij kinderen jonger dan 12 jaar zonder verwijzing naar KNO-arts	
Noemer	Aantal episodes otitis media met effusie bij kinderen jonger dan 12 jaar	s.d. = 13,6
Benodigde data	Episodes otitis media met effusie (H72); leeftijd; verwijzingen naar KNO-arts	
Bron: Tweede Nationale Studie, MIND[7]		

jaar daalt de incidentie. Een verwijzing naar de KNO-arts wordt doorgaans noodzakelijk geacht. Indicatie voor verwijzing naar een KNO-arts voor diagnostiek en behandeling is aanwezig als de klachten persisteren gedurende zes tot negen maanden.

18.3 Otitis externa

De incidentie van otitis externa in de huisartsenpraktijk is 12,5 per 1000 patiënten per jaar (prevalentie bedraagt 16,8 per 1000 patiënten per jaar).[5] De huisarts kan deze oorontsteking bijna altijd zelf behandelen. Verwijzen naar de KNO-arts is in drie situaties geïndiceerd: (1) als de gehoorgang niet goed te reinigen is door de huisarts, (2) als een acceptabel behandelingsresultaat uitblijft of (3) als het een ernstige vorm met algemene ziekteverschijnselen betreft. In de praktijk betekent dit, dat voor otitis externa doorgaans een verwijzing naar de KNO-arts niet noodzakelijk is.

Tabel 18.4 Niet verwijzen naar KNO-arts

		Referentiewaarde
Indicator	Percentage episodes otitisexterna waarbij niet is verwezen naar een KNO-arts	98,5 %
Teller	Aantal episodes otitis externa zonder verwijzing naar KNO-arts	
Noemer	Aantal episodes otitisexterna	s.d. = 2,5
Benodigde data	Episodes otitis externa (H70); verwijzingen naar KNO-arts	
Bron: *Tweede Nationale Studie, mind*[7]		

18.4 Slechthorendheid

Slechthorendheid is een frequent voorkomende aandoening. Uit bevolkingsenquêtes wordt geschat dat 45 tot 114 per 1000 mensen per jaar slechthorendheid ondervinden. Veel mensen met slechthorendheid zullen hierover niet bij de huisarts klagen. De huisarts dient hier alert op te zijn. Door na te gaan hoeveel patiënten bij huisartsen geregistreerd staan als slechthorend zou een indruk verkregen kunnen worden over de mate van alertheid van betreffende huisartsen op deze volksepidemie. Bovendien kan bij herkenning van de klachten een hoortoestel worden voorgesteld, waarmee sociaal isolement kan worden voorkomen. De meeste klachten komen voor in de leeftijdscategorie van 65 jaar en ouder. Overigens willen drie van de vier 85-plussers met een ernstig gehoorverlies geen gehoorapparaat, omdat ze dat meestal zelf niet nodig achten.[8]

Tabel 18.5 Prevalentie slechthorendheid

ICPC	omschrijving	per 1000 patiënten	95% BI van	95% BI tot	mannen totaal	vrouwen totaal
H84	Presbyacusis	2,3	2,0	2,6	2,6	2,1
H85	Lawaaidoofheid, letsel	0,3	0,2	0,4	0,5	0,2
H86	Doofheid, slechthorendheid	2,2	1,8	2,6	2,2	2,1

Benodigde data	Patiënten met presbyacusis (H84), lawaaidoofheid, letsel (H85), doofheid, slechthorendheid (H86); omvang praktijkpopulatie; geslacht patiënt

Bron: Tweede Nationale Studie[6]

Referenties

1. www.nationaalkompas.nl
2. Appelman CLM, Balen FAM van, Lisdonk EH van de, Weert HCPM van, Eizenga WH. Eerste herziening van NHG-Standaard M09 Otitis media acuta. Huisarts Wet 1999;42(8):362-66.
3. Lisdonk EH van de, Balen FAM van, Weert HCPM van, Eekhof JAH, Appelman CLM, Eizenga WH. Herziene NHG-Standaard M18 Otitis media met effusie bij kinderen. Huisarts Wet 2000;43 (4):171-7.
4. Rooijackers-Lemmens E, Wijngaarden JJ van, Opstelten W, Broen A, Romeijnders ACM, Geijer RMM. NHG-Standaard M49 Otitis externa. Huisarts Wet 1995;38(6):265-71.
5. Eekhof JAH, Ek JW, Weert HCPM van, Spies TH, Hufman PW, Hoftijzer NP, et al. NHG-Standaard M61 Slechthorendheid. Huisarts Wet 1997;40(2):70-78.
6. Linden M van der, Westert GP, Bakker DH de, Schellevis FG. Tweede Nationale Studie naar ziekten en verrichtingen in de huisartspraktijk. Klachten en aandoeningen in de bevolking en in de huisartsenpraktijk. Utrecht/Bilthoven: NIVEL/RIVM, 2004.
7. Braspenning JCC, Schellevis FG, Grol RPTM. Tweede Nationale Studie naar ziekten en verrichtingen in de huisartspraktijk. Kwaliteit huisartsenzorg belicht. Nijmegen/Utrecht: WOK/NIVEL, 2004.
8. Gussekloo J, Bont LE de, Faber M von, Eekhof JA, Laat JA de, Hulshof JH, et al. Auditory rehabilitation of older people from the general population – the Leiden 85-plus study. Br J Gen Pract 2003;53(492):536-40.

Register

ace-remmers 49
acne vulgaris 129
acute keelpijn, antibiotica 70
acuut hoesten, antibiotica 76
alcoholmisbruik 93
allergiebepaling, astma bij kinderen 53
allergische conjunctivitis 137
ambulante compressietherapie 132
anamnese 52
angina pectoris 38
angststoornissen 89
antacidum 82
antibiotica 69 e.v.
– urineweginfecties 124
antibioticabeleid 77
antidepressivia 88
– bij angststoornissen 91
antimycotica 130
antivirale behandeling soa's 116
aspecifieke lage rugpijn 102
astma 51 e.v.

baarmoederhalskanker, bevolkingsonderzoek 65
bacteriële huidinfecties 134
– antibiotica 73
basisset indicatoren 11
bemoeilijkte mictie 119
benchmarking 4
bevolkingsonderzoek, baarmoederhalskanker 65
bewegingsapparaat 96
bisfosfonaat 107
blaasontsteking 123
– antibiotica 74
bloeddruk
– diabetes mellitus 33, 36
– hart- en vaatziekten 45
bloedglucose, diabetes mellitus 32
botdichtheidsmeting (DEXA) 107

cardiovasculair risicoprofiel 40
cerebrovasculair accident (CVA) 38
cervixuitstrijken 65
chlamydia trachomatis 117
cholesterol
– diabetes mellitus 33, 36
– hart- en vaatziekten 45
cognitieve gedragstherapie 90
co-morbiditeit 42
compressietherapie 132
consensusprocedure 6, 11
constitutioneel eczeem 130
COPD 51 e.v.
– behandeling 59
corticosteroïden 54
creatine
– diabetes mellitus 34
– hartfalen 50

dataverzameling 7, 23
– Tweede Nationale Studie 13
decompensatio cordis 48 e.v.
Delphi procedure 6
dementie 91
depressie 86
dermatomycosen 130
desmopressine 127
diabetes mellitus 31 e.v.
– hart- en vaatziekten 39
– influenzavaccinatie 64
diclofenac 125
diuretica
– hart- en vaatziekten 43
– hartfalen 49
Donabedian 13
dossieronderzoek 7
dossiervorming, richtlijn 23

ECG 49
echoscopie 113
eczeem 130
endoscopie 81
enkeldistorsie 96
enuresis nocturna 126
epicondylitis 100
erysipelas, antibiotica 74

evaluatie
- kwaliteit zorg 3
- kwaliteitssysteem 28
externe evaluatie 3

finasteride 121
fluor vaginalis 117
fysiotherapeut
- enkeldistorsie 98
- epicondylitis 101
- schouderklachten 100

geestelijke gezondheidszorg 86 e.v.
gegevens, zie dataverzameling
gesprek, geestelijke gezondheidszorg 94
gonartrose 105
griepmodule 63
griepvaccinatie 62
gynaecologie 110 e.v.

H. pylori-diagnostiek 81
H. pylori-eradicatie 84
H$_2$-receptorantagonist 82
hart- en vaatziekten 38 e.v.
- influenzavaccinatie 64
hartfalen 48 e.v.
HbA1c, diabetes mellitus 32, 35
herpes genitalis 116
hoogrisicopatiënten, hart- en vaatziekten 38
hoogrisicopopulatie, influenzavaccinatie 63
huidaandoeningen 129
huidinfecties 134
- antibiotica 73
Huisarts Informatie Systeem (HIS) 23
hypercholesterolemie 39
hypertensie 39
hypnotica, slaapstoornis 94

incontinentie (urineverlies) 122
indicatoren 4
- berekenen 24
- ontwikkelen 10
- toepassen 21
indifferente therapie 131
infectueuze conjunctivitis 137
influenzavaccinatie 62
inhalatiecorticosteroïden
- kinderen 54
- volwassenen 58
interne evaluatie 3

interne kwaliteitsverbetering 27
iteratieve concensusprocedure 12

keelinfecties, antibiotica 70
kinderen
- antibiotica bij koorts 71
- astma 52
- knieklachten 103
- OME 140
knieklachten 103
- letsel 105
KNO-arts 140
koorts, antibiotica 71
koraalstenen 124
kraamperiode 112
kwaliteitsaspecten 6
kwaliteitsindicatoren, zie indicatoren
kwaliteitssystemen 2
- evaluatie 28
kwaliteitsverbetering, intern 27

lage rugpijn 102
Landelijk Informatie Netwerk Huisartsenzorg (LINH) 12
leefwijze, hart- en vaatziekten 41
longaandoeningen
- astma en COPD 51 e.v.
- influenzavaccinatie 64

maagklachten 80 e.v.
menopauze, vaginaal bloedverlies 110
meten kwaliteit 8
mictieklachten 119
MIND-basisset 16
MIND-studie 11
miskraam 113
myocardinfarct 38

NHG-Praktijkaccreditering 8, 22
NHG-standaarden 11, 20

obstetrie 110 e.v.
oefentherapie 122
oogaandoeningen 136
oogonderzoek, diabetes mellitus 34
ooraandoeningen 139
oorontsteking 139
- antibiotica 69
open been 132
orthopedisch chirurg, enkeldistorsie 98
orthopeed
- epicondylitis 101

- gonartrose 105
- knieklachten 104
- traumatische knieproblemen 106
osteoporose 106
otitis externa 141
otitis media acuta 139
- antibiotica 69
otitis media met effusie (OME) 140

perifeer arterieel vaatlijden (PAV) 38
persoonlijk verbeterplan 23
piekstroomvariabiliteit, zie spirometrie
pneumonie, antibiotica 76
postmenopauzaal bloedverlies 110
praktijkpopulaties 27
preventie, volksgezondheid 62
procesindicatoren 13
prostaatcarcinoom 120
protonpompremmers 83
PSA-bepaling 120
psoriasis 133

RAND-Modified Delphi procedure 6
referentiecijfers 24
refractieafwijkingen 136
registratieafspraken 23
Richtlijn Adequate dossiervorming 23
richtlijnen 5
- indicatoren ontlenen 6
risicoprofiel
- diabetes mellitus 35
- hart- en vaatziekten 40
rode oog 137
roken
- astma bij volwassnen 57
- COPD 59
- expositie kinderen 54
- hart- en vaatziekten 41
röntgenfoto's
- aspecifieke lage rugpijn 102
- enkeldistorsie 97
- schouderklachten 99

saneringsadvies 54
schouderklachten 98

seksueel overdraagbare aandoeningen (SOA's) 115 e.v.
sinusitis, antibiotica 72
slaapmiddelengebruik 93
slechthorendheid 141
smalspectrumantibiotica, huidinfecties 135
SMART-criteria 28
spirometrie
- astma bij kinderen 53
- astma en COPD bij volwassenen 56
standaard 5
statines 41
stepped-care-benadering 60
structuurindicatoren 13
subfertiliteit 111
suïciderisico 87
symptoommedicatie, COPD 60

transient ischaemic attack (TIA) 38
traumatische knieproblemen 105
trombocytenaggregatieremmers 43
Tweede Nationale Studie 13
- referentiecijfers 24

uitkomstindicatoren 13
ulcus cruris venosum 132
urineonderzoek 120
urinesteenlijden 124
urineverlies 122
urineweginfecties 123
- antibiotica 74
urologische aandoeningen 119

vaginaal bloedverlies 110
verbetertraject 22
vergrijzing, hartfalen 48
Visitatie Instrument voor de Accreditering (VIA) 22
voetonderzoek, diabetes mellitus 34
volksgezondheid, preventieve taken 62

zuurremmers 84
zwangerschap 112

MIX
Papier aus verantwortungsvollen Quellen
Paper from responsible sources
FSC® C105338

If you have any concerns about our products,
you can contact us on
ProductSafety@springernature.com

In case Publisher is established outside the EU,
the EU authorized representative is:
Springer Nature Customer Service Center GmbH
Europaplatz 3, 69115 Heidelberg, Germany

Printed by Libri Plureos GmbH
in Hamburg, Germany